医学科普基础与实践

董　健　唐文娟
江世亮　贾永兴　主编

上海科学技术出版社

图书在版编目（CIP）数据

医学科普基础与实践 / 董健等主编. -- 上海 : 上
海科学技术出版社，2021.8 (2021.12 重印)
 ISBN 978-7-5478-5412-9

 Ⅰ. ①医… Ⅱ. ①董… Ⅲ. ①医学—普及读物 Ⅳ.
①R-49

中国版本图书馆CIP数据核字 (2021) 第131029号

医学科普基础与实践

董　健　唐文娟　江世亮　贾永兴　主编

上海世纪出版(集团)有限公司
上 海 科 学 技 术 出 版 社　出版、发行
(上海市闵行区号景路 159 弄 A 座 9F - 10F)
邮政编码 201101　　www.sstp.cn
上海盛通时代印刷有限公司
开本 787×1092　1/16　印张 10
字数 130 千字
2021 年 8 月第 1 版　2021 年 12 月第 2 次印刷
ISBN 978 - 7 - 5478 - 5412 - 9/R · 2338
定价：68.00 元

编委会

编　委(以文章先后为序)

薄禄龙　海军军医大学第一附属医院(长海医院)麻醉学部,副主任医师,上海市科普作家协会理事。

丁　园　上海市健康促进中心副主任、副研究员,上海市健康教育协会副会长、中国社区卫生协会社区卫生管理专业委员会副主任委员。

潘新锋　上海市健康促进中心研究与监测评价部主任,上海市预防医学会健康教育专业委员会秘书。

吴贞颐　上海市健康促进中心研究与监测评价部,主要从事科研管理工作。

黄晓兰　上海市健康促进中心业务推进办公室主任、主任医师,上海市医学会科普专科分会委员、上海市医师协会公共卫生与预防医学医师分会委员。

续　琨　上海市健康促进中心业务推进办公室,从事健康教育与健康促进工作。

宋琼芳　上海市健康促进中心媒体宣传部主任,《上海大众卫生报》编辑部主任。

魏晓敏　上海市健康促进中心健康指导部主任,副主任医师,上海胡锦华健康教育促进中心副主任、上海市健康教育协会副秘书长,主编《老年人旅游保健》等。

唐云龙　上海市健康促进中心科普资料开发部主任,国家二级导演,曾获得过中国人口文化奖,中国广播电视协会纪录片委员会金奖等。

康　凯　上海市健康促进中心,从事健康素养监测、健康行为监测和干预研究工作。

黄　蕙　《大众医学》杂志副主编、编辑部主任、编审,中华医学会科学普及分会青年委员,上海市医学会科普专科分会青年委员会副主任委员等。

许　蕾　上海科学技术出版社医学科普部主任、编审,上海市医学会科普专科分会秘书、中华中医药学会科普分会常务委员等。

李圆圆　上海市健康促进中心健康传播部主任,上海市医学会科普专科分会青年委员。曾获得过中国人口文化奖、上海科普教育创新奖等。

祝　颖　上海东方广播中心《名医坐堂》工作室负责人,上海市医学会科普专科分会委员、中国医疗保健国际交流促进会健康科普分会常务委员等。

周　瑾　上海广播电视台东方卫视中心制片人、主持人,中国心血管健康联盟心肺复苏公益大使,上海市医学会科普专科分会委员。

景 雯　上海市人民政府新闻办微信公众平台"上海发布"主编助理,"上海发布"医学科普栏目《名医面对面》《医聊》制片人。

唐 晔　上海市中医药学会会员,微信公众平台"晔问仁医"主编。

别海龙　中国医师协会《中国医师之声》项目执行编导,山东省医师协会医学科普分会、江苏省医学会科学普及分会行政秘书。

黄 琤　东方卫视独立制作人、《名医话养生》制片人,曾获得中国广播影视大奖电视科普节目大奖、上海市科技进步奖三等奖等奖项。

沈 桢　复旦大学附属儿科医院党委办公室主任,医学博士、副主任医师,参与创建复旦大学附属儿科医院上海市首批健康科普文化基地等工作。

崔 松　上海中医药大学附属曙光医院心血管内科主任医师,国家中医药管理局中医药文化科普团巡讲专家、上海市医师协会科学普及分会副会长。

陈勤奋　复旦大学附属华山医院血液科副教授、宣传部主任,国家首批精品在线课程《人文与医学》负责人,上海市医学会科普专科分会副主任委员。

乔 颖　上海市精神卫生中心副主任医师、宣传科科长,上海市医学会科普专科分会青年委员会秘书。

顾卓敏　上海交通大学医学院附属第六人民医院宣传文明处副处长。

胡三莲　上海交通大学医学院附属第六人民医院护理部主任、主任护师,任中华护理学会骨科护理专业委员会副主任委员、中华护理学会科普工作委员会委员等。

石浩强　上海交通大学医学院附属瑞金医院药剂科副主任、副主任药师,任上海市执业药师协会副会长、上海市执业药师协会药学科普专业委员会主任委员等。

龚学忠　上海中医药大学附属市中医医院肾内科主任医师、教授、博士研究生导师,上海市医学会科普专科分会委员。

吴春晓　上海市疾病预防控制中心慢性非传染性疾病与伤害防治所肿瘤防治科副主任医师,上海市医学会科普专科分会青年委员。

陈 栋　复旦大学附属口腔医院(上海市口腔病防治院)主任医师、教授、副院长,任中华口腔医学会牙周病学专业委员会常务委员、上海市医学会科普专科分会副主任委员。

袁　程　上海市健康促进中心健康指导部助理研究员,长期从事社区健康教育和健康促进工作。

卞宏毅　上海市健康促进中心健康指导部,长期从事健康教育与健康促进工作。

戴恒玮　上海市健康促进中心,全国青年岗位能手、上海市杰出青年岗位能手、上海市优秀志愿者,曾获全国科普大赛冠军等。

刘惠琳　上海市健康促进中心健康指导部副主任、博士,从事健康教育与健康促进工作。

杨建军　上海市健康促进中心卫生专线办公室主任,主任医师,上海市控制吸烟协会理事。

林　红　复旦大学附属中山医院骨科副教授,主任医师,复旦大学医学科普研究所办公室主任,上海市医学会科普专科分会青年委员会副主任委员。

华克勤　复旦大学附属妇产科医院党委书记、教授、主任医师,复旦大学医学科普研究所副所长,曾获上海科普教育创新奖、"全国三八红旗手"称号。

王　珏　复旦大学附属妇产科医院党委副书记,副主任医师。上海市健康教育协会第六届理事会理事,上海市医院协会医院文化建设专业委员会理事。

孙兴怀　复旦大学附属眼耳鼻喉科医院前任院长、教授、主任医师,复旦大学医学科普研究所副所长,上海科普教育发展基金会院士专家顾问委员会委员。

卢洪洲　上海市公共卫生临床中心党委书记、教授、主任医师,国家卫生健康委员会疾病预防控制局委员,曾获得国家科学技术特等奖等。

王　韬　同济大学医学院急诊与灾难医学研究所副所长、主任医师、教授、博士研究生导师,上海市领军人才。

龙　琳　上海市科学技术协会科普部副部长,从事科普活动策划、科普创作、科普信息化、社区书院建设等。

序一

　　说起科普，人们可能首先想到的就是科研人员。确实，一般而言，他们最接近权威且正确的知识、最了解前沿的科学进展，这样他们就最有资格向公众科普。事实上，每有重要的科学新闻事件发生，确实都会有科研人员站出来主动发声，解答国民最为关心的热点科学或相关社会问题，揭露伪科学。

　　然而，多少有些遗憾的是，科研人员做科普也有自己的困惑。之前有人总结了"四不"窘态，即不愿、不屑、不敢、不擅长。个人认为，其中前"三不"是认识问题，第四个"不"是能力问题。因此，做科普恐怕还不能仅仅依靠科研人员。

　　科普毕竟不是科研人员的主业，而且肯定也不是大多数科研人员都擅长的工作，但社会又非常需要科研人员做科普。如果科研人员的科普声音越来越少，一些似懂非懂或伪科学的声音就会越来越多。那么如何鼓励更多有意愿、有能力的科研人员去做科普呢？个人认为很重要的一点是要让科研人员发自内心觉得做科普既是有益社会的，又是有益于自身业务提升的，是双赢的，绝非"不务正业"。同时，国家重大科研项目包括科普预算及社会影响评价，以及科学共同体对科研人员从事科普这种职业行为的充分认可，比科普奖励本身更能激发科研人员投身科普的积极性。

　　除此之外，一个成熟的科普市场有利于调动科研人员积极性，这与科学技术的发展是一样的。因此，发挥政府（经费投入、政策导向）、市场（运作）、个人（知识）三者的合力才是最为重要的。中国并不缺少人才，真正缺少的是发掘人才潜力的氛围和环境。中国也不缺少需要科普的受众和市场，科学普及的内容可以"高大上"，更需要接地气的"下里巴人"。老百姓最为关心的子女教育、食品、医疗健康、生活安全等内容，都能成为科学普及的重心。科研人员做科普需要及时响应社会需求,满足时效性的需要。

不能忽视的是,科普本身就是一种教育。科学普及事业的成功,还离不开中国教育的改革。如果把科学的普及、传播仅仅理解为知识的普及和灌输,那将是十分狭隘的。科普的任务不仅仅是向大众传播科学的常识,更重要的是传播科学的精神。所谓的科学精神,在我看来,至少应当包括:对事实的尊重、理性且不武断的质疑、科学的思维模式、对事物的客观判断以及宽容失败的文化。

科普事业离不开科技工作者,但更需要全社会广泛的支持。其中,专业的科普工作者、教师、医生、媒体、图书报刊和网站的编辑、科普爱好者、专业团体或行业学会、企业等,他们能汇聚真正庞大的科普队伍与力量。科普的渠道方式也日新月异。固然传统的科普作品还有很大的提升空间,信息时代涌现出的新平台更需要大力、深入地开发和利用。快速发展的信息化社会让我们日益感受到新媒体、自媒体的传播力量。博客、微博、微信公众号、短视频等平台的影响力还在不断加强,如果科学理性的力量不去占领、引导这些平台,伪科学就会自动滋生长大。

或许也是出于以上考虑,这本《医学科普基础与实践》编写的初衷就很清晰:着眼于进一步提升医学科普专业建设水准,引导医学科普更有成效地服务国家、社会及医学发展。本书的编委会聚集了来自医学界、媒体界等相关行业医学科普的专业人才,他们将自己身体力行做医学科普的经验及智慧汇集于本书。与此同时,本书还囊括了医学名家的医学科普故事,值得临床医生、医学科研人员以及即将从医的莘莘学子研读。

科研人员不仅要具备对科学的执着,还要富有人文精神。科普也当如此,唯有以人为本,寓教于乐,勿忘真、善、美,才能发挥最大的教育功能。科学与艺术的结合,能够让人感受到科学之美;科学对真理的渴求,起步于做人的诚实与诚信;科普还应当告知公众,科学不是万能的,科学研究还需受到科学伦理的约束。如果科普不仅包含了科学的实用性,还将科学与人文精神相结合,那么这样的科普教育才算得上成功。

阅读本书我还有一种感念,这些年来我们的医学科普呈蓬勃发展之势,成为各种专业性门类科普的标杆,当然这也与社会巨大需求的推动密切相关。
我很希望本书披露的一些医学科普的成功之道能为更多的、各个门类的行业
科普所借鉴,如国防、农业、工业、制造业科普等。相信本书的出版不仅对医学
科普,也会对其他领域的科普事业有借鉴和助推的作用。

中国科学院院士

中国科学院古脊椎动物与古人类研究所研究员

中国科普作家协会理事长

周忠和

2021 年 7 月

序二

科技是国家强盛之基，创新是民族进步之魂。我国历来对公众科学素质提升高度重视。没有全民科学素质普遍提高，就难以建立起强大的高素质创新大军。早在2016年，习近平总书记就指出，科技创新、科学普及是实现创新发展的两翼，要把科学普及放在与科技创新同等重要的位置。

近年来，国家更是提出加快推进健康中国建设，而健康中国建设离不开全民健康意识的提升，做好医学科普教育工作就是提高全民健康意识的重要手段。医务工作者是科普工作的主力军，虽然从进入医学院校开始，他们就接受医学教育和临床实践，但怎样做科普，多半缺少专业的训练，结果科普水平和能力参差不齐，传播给大众时，影响了大众的理解和接受。为推进、改变医学科普现状，上海响应国家号召，主动作为，近年来积极推进科普工作，取得了卓越的成效，上海市已经将科普工作成绩纳入医生晋升的相关要求中。

作为在医学科普方面走在上海乃至全国大型公立医院前列的复旦大学附属中山医院，始终坚持"一切为了病人"的中山精神，始终遵循建院先贤"注重平民，普及卫生教育"的倡议，不仅致力于治病救人，而且不遗余力地对社会进行卫生科普教育和传播。中山医院的科普文化深深根植于建院肇始，始终不忘初心，近年更是涌现出了骨科科普达人、燕子医生漫画、小大夫漫画、"医生最懂你的心——心脏故事"等一批优质的科普知识平台以及极具个人特色的科普品牌。中山医院更是在2018年成立了国内首家医学科普研究所——复旦大学医学科普研究所，该所不仅能够以其丰富而权威的信息，让人民群众更好地了解医学常识，增加人民群众对医学知识去伪存真的能力，而且吸引了越来越多的医务工作者加入科普队伍中。

怎样做科普？怎样做好科普？怎样激发广大医务工作者做科普的热情？

这本围绕医学科普基础与训练的准"教科书",是国内该领域创新之作,由复旦大学医学科普研究所与上海市医学会科普专科分会、上海市科普作家协会和上海市健康促进中心联合推出。参与编写人员在科普工作方面有着丰富的经验,涵盖医学界、出版界、媒体界、医药护理预防领域、健康教育与促进领域、新闻宣传与管理领域等,集中展现了各位专家在医学科普相关领域的思考、实践和智慧,具有很强的专业性和权威性。

希望这本书能够提升医务工作者的科普创作水平,为大众普及医学知识、传播科学思想、倡导科学方法,为实施健康中国战略、建设世界科技强国、实现中华民族的伟大复兴作出贡献!

中国科学院院士

复旦大学附属中山医院院长

樊 嘉

2021 年 7 月

序三

2021 年 6 月,国家卫生健康委员会举办了"奋斗百年路,启航新征程"专题新闻发布会,以"中国共产党为人民谋健康的一百年"为主线,介绍健康知识普及行动有关情况。健康知识普及行动作为健康中国行动计划 15 个专项行动的第一项行动,2019 年启动以来,在健康中国行动推进委员会的统筹下稳步推进。

上海作为国际化的大都市,爱国卫生、健康城市等工作一直受到市委市府及各级卫生行政、服务机构高度重视,并切实推动。人民城市人民建,人民城市为人民,健康促进县(区)建设是非常重要的工作。我们坚持全域协同、全民参与、全生命周期覆盖这三个原则来推动健康促进工作。如今,健康科普已全面融入居民健康自我管理规划中,上海市民的健康素养 2020 年达到了35.57%,连续 13 年持续提升。居民健康素养的提升与自我管理能力的提高,对于改善城市公共卫生安全和提升市民健康生活水平起到了非常重要的作用。在 2020 年防控新冠肺炎疫情的人民战争中,健康科普与医疗救治、疾病预防一起成为疫情防控的"三驾马车",筑起了有效的疫情"防火墙"。

从医学健康科普来讲,医疗卫生机构是主阵地,医药卫生专业人员是主力军。政府层面鼓励和推动医院成立健康促进委员会,让医院来发挥主体积极性,组成医院内部多部门、多学科的队伍,形成工作合力去推动健康科普宣传,促进医疗机构从"以治病为中心"向"以健康为中心"转变。上海的医药卫生专家、学者作为科普的主力军,有很长久的、优良的传统,影响广泛,一批知名的专家学者带出了一批又一批年轻的医药卫生工作者,投身新时代的健康医学知识普及行动中。医务人员通过通俗易懂的方式传播科普知识,带动、改善了患者及其家属自我健康管理的主动性和积极性。不少医院的科普讲座已经成为医院的品牌,很多医护人员坚持科普惠民,成了"网红"医生。

我们知道,由于受众不同,科普讲座的语言表达、内容侧重与学术讲座是不一样的,科普文章跟专业学术文章也有很大差别,新出现的多种媒体形式也需要不断学习实践,业务繁忙的专业人员要学习如何捕捉群众关注的热点,了解他们的喜好以及能够接受的方式和程度,等等。这些问题看似琐碎,却有很多学问,值得我们专业人士、行政管理与教育界共同关注、研究、推动和运用,最终形成全社会的健康促进行动。上海市《关于加强本市医疗卫生机构健康教育与健康促进工作的指导意见》已正式出台,将积极推动医疗卫生机构培育健康教育与健康促进队伍和人才,同时完善激励考核机制,将健康科普工作纳入医务人员日常业务考核、评先评优、职称晋升的考核内容。

这本由上海市医学会科普专科分会、上海市科普作家协会、上海市健康促进中心及复旦大学医学科普研究所共同组织本市医学、媒体、出版等领域的专家编写的图书,兼具理论与实践,有很强的现实意义。相信本书对于医学生、医药卫生工作者拓展知识与能力,成为优秀的医学科普传播者,将起到积极有益的作用。

上海市卫生健康委员会主任

邬惊雷

2021 年 7 月

序四

在过去的 30 多年里,中国的发展与进步是举世瞩目的,中国人民的健康水平和人均寿命都得到了显著提升。2016 年,习近平总书记在全国卫生与健康大会上强调,没有全民健康,就没有全面小康,要把人民健康放在优先发展的战略地位,加快推进健康中国建设,努力全方位、全周期保障人民健康。以习近平同志为核心的党中央从长远发展和时代前沿出发,又在党的十九大报告中提出"实施健康中国战略",是坚持和发展新时代中国特色社会主义的一项重大战略部署。党中央、国务院颁布实施《"健康中国 2030"规划纲要》,其中提出"建立健全健康促进与教育体系,提高健康教育服务能力,从小抓起,普及健康科学知识",也就是要求我们做好医学科普工作。

然而,科普是一项长期的工程,不能马上看到成绩,也不会直接转化为GDP(国内生产总值),却是一项功在当代、利在千秋的事业,医学科普更是如此。为了充分调动医学科普主力军——医务人员的积极性,上海的医学科普相关领军人士积极探索,举办了持续八年的上海市青年医学科普能力大赛(简称"青科赛"),参与医务人员逾万人,取得了累累硕果。如何让科普的种子在医务人员心中生根发芽,再开花结果?随着健康中国战略全面实施,随着医学科普春天的到来,上海的医学科普领军人士又在国内率先推出了这本新时代的探讨医学科普基础与实践的指导用书。

这本《医学科普基础与实践》由上海市医学会科普专科分会与上海市科普作家协会、上海市健康促进中心、复旦大学医学科普研究所等优秀的上海科普组织联合推出;邀请了近 50 位科普专家进行共同编写,其中既有医学科普界的前辈、医学大咖,也有青年才俊、后起新秀;既有传统媒体的资深从业人员,更有新媒体中的佼佼者。本书内容兼具传承性与创新性,还对科普展示、医疗机构健康促进、针对不同人群和专业的科普实操等做了分析和分享,体现出医学科普的活力与生机。总之,本书具备了一本培训类读物的专业性以及指导性,是值得社会各界关注科普人士一读的优秀的"教科书"。

希望这本《医学科普基础与实践》能够带动全国更多医学领域的人士,为老百姓宣传健康新知,普及医学新知识、新技术及新理论,让大众切实获益,为"健康中国"事业助力。

中华医学会科普分会主任委员

中国医师协会科学普及分会会长

北京朝阳医院急诊科主任

郭树彬

2021 年 7 月

前言

  自 2014 年,特别是 2017 年中国医师节设立以来,在"8.19"医师节那天或前后,上海青年医学科普能力大赛(简称"青科赛")都会如期举行决赛,进行巅峰对决,参赛者的风采或新闻瞬间在上海医学界,特别是青年医生中"霸屏"。正如上海市医学会会长徐建光教授所说,在健康中国建设的征程上,医学科普是提高公众健康素养的必要手段,医务工作者责无旁贷、矢志不渝、薪火相传。

  如今持续八年的"青科赛",参与其中的医务人员逾万人,不少初涉科普领域的年轻医务人员脱颖而出,之后不断探索,取得了累累硕果。不少知名专家身先士卒,带领团队投身科普,在另一个战场取得骄人的战绩,成绩斐然。"青科赛"从初赛、复赛到决赛,一般要持续半年左右的时间,一大批年轻的医务人员在繁忙的医、教、研之余进行科普探索与实践,哭过、笑过、迟疑过、彷徨过、被误解、被埋怨,有的坚持走到最后,有的半途而废……如何让科普的种子在青年医务人员心中生根发芽,再开花结果,这一直是上海市医学会及科普专科分会思考和努力的方向。与此同时,随着党的十九大及一系列重大会议的召开,健康中国战略全面实施,《健康中国行动(2019—2030)》颁布,健康知识普及行动全面启动,医学科普工作受到前所未有的重视,医药卫生行业之外,科学技术协会、科学技术委员会等机构给予更多的指导与支持。全面梳理医学科普工作的历史与现状、发展与趋势,让医学科普成为更多专业人员服务社会、提升能力等的有效手段,更显其紧迫性与必要性。

  鉴于此,上海市医学会科普专科分会与上海市科普作家协会、上海市健康促进中心、复旦大学医学科普研究所等积极组织科普名家高手,策划推出了这本《医学科普基础与实践》。全面梳理科普的历史与现状、医学科普作用与趋势,并从现今社会流行的科普形式入手,提炼出科普创作的"硬核"知识与技能,或是专家多年科普实践的肺腑之言,抑或是其不断探索的经验总结。本书可以作为从事科普专业或把科普作为兴趣爱好的启蒙读本,也可以作为医疗机构推动科普的参考书。本书还邀请到上海市护理学会、上海市药学会、上海市预防医学会的专家等参与撰稿，相关专业人员也可以参考使用。

一本并非高精尖的图书，参与编写者人数达到 50 余位，遍及医学界、出版界、媒体界、医药护理预防领域、健康教育与促进领域、新闻宣传与管理领域等。基于写作者在医学科普相应领域的思考、实践与对现今社会科普需求的关注、重视，在呈现上，尽可能避免专业图书的板着面孔说教的"严谨"，体现了专业知识的提炼与实操性表达，如易学、易记的"三个关键""四个要点""五个不要"等。由于是多位专家共同撰稿，有几位不得不舍弃鲜明的个性化，改写成大致统一的风格。鉴于时间的关系，本书尚在专业、编写等方面存在一定不足，请读者不吝赐教。

科普的理论研究是学术范畴，但从其社会意义来说，科普的能力更是医药卫生工作者看重与亟需的，从传统的科普图书、科普文章、科普文艺创作、科普海报，到科普演讲、广播电视节目，再到新媒体写作与运营、视频与直播、展示与发布等，本书都有专家的"干货分享"。为了回答医学科普对人自身成长有什么作用，未来又能怎样，等等，我们特意邀请名家大咖进行案例分享，看看杨秉辉教授的科普心路历程、胡锦华教授的感悟体会、华克勤教授的收获成长、董健教授的不断进取，我们就能豁然开朗。科普或许就在于我们的初心、使命，或许就是我们的社会责任；有它，你会实现更多的自我价值，有它，我们国家会变得更好！

所以，感谢你对科普的热爱与追求，感谢与科普同行！

复旦大学医学科普研究所
上海市健康促进中心
上海市科普作家协会
上海市医学会科普专科分会
2021 年 6 月

目录

第一章　科普的来龙去脉　1

　第一节　科普概述　1

　　历史悠久——广义科普伴随社会分工出现　1

　　狭义的科普——学科发展的回顾　2

　　中国科普——发展脉络简史　3

　　中国科普——历史上的科普大家　5

　第二节　科普与医学科普　5

　　科普大家庭——科普的形式与分类　5

　　医学科普由来已久——独特性在哪里　7

　第三节　科普现状与发展　7

　　给科普插上翅膀——科技创新与科普密不可分　8

　　与时俱进的科普——社会的发展对科普的作用　9

　　科普目标——公民科学素养的科学评估　9

第二章　医学科普基础　11

　第一节　医学科普概述　11

　　医学科普三要素——对象、目的与形式　11

　　医学科普跨专业性——需要不断突破局限　12

　第二节　医学科普现状　14

　　新时代的新要求——健康中国战略下的医学科普　14

　　硬核科普——突发公共卫生事件中的医学科普　15

　第三节　医学科普研究　17

　　外延——加强医学科普功能研究　17

　　内涵——加强医学科普发展研究　18

　　　　　　　　管理——加强医学科普学科研究　20

　　　第四节　医学科普创作　22

　　　　　　　　为什么要做科普——个人能力持续的积累　22

　　　　　　　　怎样开始——从兴趣能力出发　23

　　　　　　　　做好科普的关键——持之以恒　24

第三章　**不同形式的医学科普**　26

　　　第一节　给医学科普报刊撰稿　26

　　　　　　　　投其所好——了解报刊编辑的工作模式　26

　　　　　　　　看看编辑是怎么策划选题的　27

　　　　　　　　怎么把专业的内容推销给编辑　29

　　　第二节　把经验和情怀变成书　30

　　　　　　　　付出总有特别回报　31

　　　　　　　　怎么能出本好书　32

　　　第三节　医学科普文艺性的探索　33

　　　　　　　　医学科普的实用性及其难点　34

　　　　　　　　医学科普文艺性的探索　35

　　　　　　　　医学小说,从拟人化到"真人化"　37

　　　第四节　受欢迎的科普海报　38

　　　　　　　　"Give a hand to wildlife"系列公益海报　39

　　　　　　　　"献血"系列海报　40

　　　　　　　　"爱国卫生"系列海报　41

　　　　　　　　"吃饭新风尚　健康好习惯"系列海报　41

　　　第五节　广播节目怎样讲科普　42

　　　　　　　　聊好天——为广播科普提"神"　42

　　　　　　　　选好题——为广播科普生"精"　44

　　　　　　　　讲好"故事"——为广播科普运"气"　45

　　　第六节　这样出镜才出彩　46

　　　　　　　　形象要有"造型"思维　46

　　　　　　　　讲述要有讲故事的能力　48

怎么叫"说听得懂的话" 49

第七节 "三个关键点"玩转新媒体 51
给产品赋予个性 52
花一半的时间用来想标题 53
尊重每一个留言 54

第八节 "互联网＋医学科普"的选择 56
科普专业能力的考量 56
新媒体公司的运营 58
跨界借力的路径选择 59

第九节 视频与直播怎么做 60
硬件上的选择与搭配 60
制作软件选择及使用 61
需要熟悉的直播推流技术 62
直播选题内容上的技巧 63

第十节 科普演讲与表演技巧 64
"沉"下去——观众心理研究 65
"活"起来——内容上有巧思 65
"红"出去——演讲风格与表演技巧 67

第四章 医疗机构与科普管理 69
第一节 如何策划医学科普展览 69
展览主题、目标人群和展览时机的选择 69
展览内容的策划是核心 70
医学科普展览的体验性 71

第二节 新闻发布会的科普表达 72
认识科普表达的三个属性 72
了解一下科普表达的三大技巧 73

第三节 科普在医院宣传中的地位与作用 75
医学科普是医院宣传的重要内容 76
医院宣传是医学科普的主要阵地 77

医务人员是医学科普宣传的主力军　78

第四节　怎样调动更多的人参与科普　80

　　　　挖掘"大专家"的科普潜能　80

　　　　让"花样科普"引人入胜　81

　　　　激发青年生力军的科普活力　83

第五节　如何做好医疗机构健康促进工作　84

　　　　探索健康科普的创新路　85

　　　　强化健康促进组织保障　85

　　　　让市民体验交互式科普　86

第五章　不同专业的科普"痛点"　88

第一节　护理科普可以更实用　88

　　　　最简单的,往往是最有效的　88

　　　　拓宽内容后的护理科普　89

　　　　多种媒体形式使护理科普更实用　90

　　　　既能放出去,也能收回来——精细化的专业科普之路　93

第二节　药学科普关注合理用药　94

　　　　接地气的药学科普　94

　　　　医学、药学科普异曲同工　95

　　　　不忘创新与使命　96

第三节　中医药科普怎么做　97

　　　　中医药科普简要回顾　98

　　　　如何做好中医药科普　98

第四节　公共卫生科普关注全人群　101

　　　　公共卫生科普以社区为基础　102

　　　　公共卫生科普的分类与重点　102

　　　　卫生节日科普的基本模式　103

　　　　探索不断推进的方向　106

第五节　口腔科普从小抓起　107

　　　　学龄前儿童综合口腔健康干预　107

常态化口腔健康教育　108

第六节　社区科普要接地气　109
融入社区,对症下药　110
情感互动,传递温度　111
深入浅出,易懂易记　111

第七节　校园科普启发兴趣　111
认识学龄期儿童特点　112
通过科普启发学生的兴趣　113

第八节　企业楼宇的科普特色　114
着眼需求　115
因地制宜　115
注重创新　116

第六章　创新发展中的医学科普　117
第一节　医学科普的传承　117
为民众做一点有益的事是愉快的　117
健康教育专家的"控烟之路"　119

第二节　医学科普的创新　122
科普、临床与科研三结合守护"生命之轴"　122
女性全生命周期健康的"精准"科普　124
用"生物—心理—社会"模式做护眼科普　127
新型冠状病毒肺炎防控的启示　129
新媒体时代的医学科普传播　130

第三节　医学科普的发展　131
健康中国行动、健康上海行动中的医学科普　131
新时代医学科普的多元化、精准化发展　134

第一章
科普的来龙去脉

第一节 科普概述

科普是科学技术普及的简称,是指以通俗化、大众化和公众乐于参与的方式,普及科学技术知识,倡导科学方法,传播科学思想,弘扬科学精神,树立科学道德,以提高全民族的科学文化素质和思想道德素质。

作为社会发展过程中必然产生的一种社会现象,科普又是人类的一项重要社会活动。科普既是社会发展进步的客观需要,也是科学技术自身发展的内在要求。著名科普作家叶永烈早在 1981 年就撰文,认为科普的实质就是把科学明白化。科学常常是深奥、抽象、复杂的。所谓明白化,就是把深奥的科学知识通俗化,把抽象的科学原理形象化,把复杂的科学关系条理化,使人一看就懂,一学就明白。

对科普下一个准确的定义是困难的,科普是一个历史的、动态的、发展的概念。关注角度与侧重点不同,科普的定义也会出现变化。如仅从词义的角度看,科普更准确的含义应当是"公众理解科学"或"科技传播"。

历史悠久——广义科普伴随社会分工出现

科普在人类社会发展中走过了漫长旅程。原始科普从人类第一项伟大发明——钻木取火开始,基于实践经验的传播活动,可谓最原始的知识普及。最初的科普是简单和自然的,如模仿式、师徒式、手工业方式等,传播速度慢,普及范围小。古希腊时期则是人类早期科普的"金色童年"阶段,是世界近代科学和科学精神的源头。

有学者提出,从近代科学革命算起,科普分为三个历史阶段:前科普、传统科普、现代科普。周孟璞等则认为,科普史分为四个阶段:古代科普阶段(从原始社会到 16 世纪中叶)、近代科普阶段(16 世纪中叶近代科技革命开始到 18 世纪末)、传统科普阶段(19 世纪初到 20 世纪上半叶)和现代科普阶段(20 世纪中叶至今)。

随着人们在生产实践中积累知识的增多,同时由于书写印刷工具的出现,渐渐形成技术知识的普及,比如烧陶、冶铁、耕作技术等的传播;由于丈量土地、分配货物以及航海和天文观测的需要,促进了专门化的技术知识交流和理论化的科学知识普及。由于资本主义的大工业生产,工人必须掌握文化科学知识才能管理机器,管理者必须掌握科技知识才能指挥生产,于是培养技术人员和管理者成为维持和发展生产的关键。正是伴随着生产力的发展,科普开始登上历史舞台。

狭义的科普——学科发展的回顾

在 12 世纪至 15 世纪期间,中国三大发明(火药、指南针、印刷术)被科学史家称为世界史上的第一次科学大普及,促进了意大利文艺复兴运动。近代科普的发端,从伽利略开始到狄德罗为止。这一阶段,在一些国家同时出现了协会等重要组织,出现正式的科技杂志(见周孟璞、松鹰主编的《科普学》)。

18 世纪下半叶出现第二次科学大普及,也就是法国的"百科全书派"运动。培根与笛卡尔被誉为现代科学方法论之父,而在牛顿时代,重要的科学社团纷纷成立,如英国皇家学会、法兰西皇家学院、德国柏林学院等。科学社团的成立标志着科学家从个人走向集体,从孤独走向交流。科学普及和科学研究作为一对"孪生兄弟",开始成为有组织的社会活动,也促进并丰富了科学知识和思想的传播。

在人类历史上,一些重大科学思想和技术成就的传播、普及,对人类社会的进步起到了划时代的作用。如英国皇家学会自 1799 年创立之初,"传播知识"就一直是学会的一项主要工作,而这种把科学概念社会化的一个途径是开设面向公众的科学讲座。当时,法拉第的著名演讲《蜡烛燃烧的原理》就是在这种公众讲座上做了五次,法拉第也由此开始了他的科学生涯。

世界史上的第三次科学大普及出现在 20 世纪上半叶现代科技革命前夜。其时,科普已成为一种科学事业,在许多国家得到重视和资助。科普图书与期刊空前繁荣,在世界范围内涌现出大批科普作家,如儒勒·凡尔纳、伽莫夫、房龙、伊林、阿西莫夫等。广播、电视等新的传播手段应运而生,许多国家建立、建造了用于科普的专门机构和基础设施。

在现代科普阶段,科普更加向纵深发展。人们认识到科学与社会的关系,尤其是对滥用科学的负面作用有了深刻体会。1985年,英国皇家学会发布《公众理解科学报告》,首次提出"公众理解科学"的概念,这被誉为现代科普的重要标志。由此,科普的方式和内容发生重大变化,科普由传统的单向传播变为双向交流。科普也不只是科学知识的普及,也包括科学方法、科学思想、科学精神和科学道德。不管是何种科普,都需要科普工作者进行科普创作。可以说,科普创作是科普的基础,繁荣科普创作是做好科普的前提条件之一。科普创作是一种精神创新的劳动,既遵循"创作"的一般规律,又是精神活动的转化过程,具有独创性的特征。

中国科普——发展脉络简史

中国最早的科普如同教育的产生一样,源于人类生产和生活的需要,内容以农事生产、生活常识、医疗修身等方面为主,与人们的生产生活密切相关。古代科普注重农业、畜牧业和手工业实践,人们通过顺口易记的歌谣、口诀等传颂,我国古代科普随古代科学技术和教育的发展而发展。我国古代科普多为经验之谈,但在农学和数学方面成就甚大,基本上为实用性学科。

中国近代史上有三次科学大普及。第一次是在"五四运动"前后20年形成的中国近代史上的科学普及大繁荣时期;第二次是20世纪50年代和60年代初的中国现代史上的科学大普及;第三次是党的十一届三中全会后的中国现代史上的科学大普及。

新中国成立后,我国科普事业开始发展,很快形成了第一次科普高潮。1950年,中华全国自然科学专门学会联合会(简称"全国科联")和中华全国科学技术普及协会(简称"全国科普协会")成立,分别负责提高和普及两方面任务。随后近10年,全国科普协会组织得到较大发展,有27个省、自治区、直辖市成立科普协会。1958年,全国科联与全国科普协会联合召开全国代表大会,合并成为中国科学技术协会。全民办科普成为这一阶段科普工作的一大特点,涌现出一大批科普积极分子。一批科普期刊与图书纷纷出版,如全国性科普期刊《科学大众》《科学画报》《知识就是力量》《无线电》《学科学》《天文爱好者》等。1961年，少年儿童出版社出版《十万个为什么》，全套8册，到1964年便印刷580万套，成为当时畅销的科普读物之一。

20世纪70年代出现新中国成立以来的第二次科普高潮。1978年3月18日，全国科学大会在北京召开，邓小平在开幕式上作了具有历史意义的重要讲话，提出"科学技术是第一生产力"，这标志着中国科学的春天已经到来。当年5月，全国科普创作座谈会在上海召开，发出了建立"科普学"的倡议，成为我国科普事业的里程碑。科普创作团体、科普期刊、报纸科普副刊犹如雨后春笋般涌现。1979年8月，中国科普创作协会第一次代表大会在北京召开，正式成立中国科普创作协会，后更名为"中国科普作家协会"并沿用至今。1979年12月，成都市科普创作协会学术年会上，周孟璞和曾启治宣读论文《科普学初探》，可谓中国科普学研究的奠基性文献。1980年3月，在中国科协第二次大会上，周、曾两人作题为"必须加强科普学研究"的发言，得到与会代表赞同，并被中国科协副主席钱学森专门约见，对科普理论研究予以重要指示。1980年，中国科普创作研究所在北京成立（后更名为中国科普研究所），这是我国唯一一个从事科普理论研究的国家级研究机构。

1996年2月，全国科普工作会议召开，对推动群众化、社会化、经常化科普工作新局面起到了重要作用。1999年12月，中华人民共和国科学技术部、中国共产党中央委员会宣传部、中国科学技术协会召开第二次全国科普工作会议，会议以"崇尚科学，宣传科学，反对迷信，大力推进科学思想和科学精神的普及"为主题。2002年6月29日，《中华人民共和国科学技术普及法》（下简称《科普法》）经九届全国人大常委会第二十八次会议审议通过，这对于科教兴国和可持续发展战略的实施，提高全民科学文化素质，推动经济发展和社会进步具有重要意义。

2003年6月29日，在《科普法》正式颁布实施一周年之际，为在全国掀起宣传贯彻落实《科普法》的热潮，中国科学技术协会在全国范围内开展了一系列科普活动。自此，中国科学技术协会每年都组织全国学会和地方科协开展科普日活动。从2005年起，为便于公众更好地参与活动，全国科普日由原先的6月改为每年9月第三个公休日，作为全国科普日活动集中开展的时间。自2004年以来，中国科学技术协会已连续17年成功举办全国科普日活动，各地各部门在全国科普日期间累计举办的重点科普活动 8 万余次，参与公众超过 15 亿人次。

中国科普——历史上的科普大家

中国现代科普的主要代表人物有竺可桢、茅以升、贾祖璋、顾均正、董纯才、高士其、温济泽等。早在 20 世纪二三十年代，他们便活跃在中国科普创作的前沿，在新中国成立后成为科普领军人物，对推动中国科普事业发展发挥了重要作用。1996 年，根据中国科普作家协会第三届常务理事会决定，中国科普作家协会和山东教育出版社联合组织、编辑、出版《中国科普名家名作》一书，共收录 352 位科普作家的简介和作品，大部分为新中国成立后成长的、卓有成就的科普作家和编辑等。其中包括：叶至善、章道义、周孟璞、王麦林、郑文光、刘兴诗、饶忠华、张景中、谈祥柏、叶永烈、松鹰、郑延慧、卞毓麟等。

第二节　科普与医学科普

从传播学的角度看，科普是把人类已经掌握的科技知识和生产技能，以及从科学实践中升华出来的科学思想、科学方法和科学精神，通过各种方式和途径传播到社会的各个方面，使之为广大公众所了解和掌握，以增强人们认识自然和改造自然的能力，并帮助人们树立正确的世界观、人生观和价值观的科技传播活动。从系统的角度看，科普是把人类在认识自然和社会实践中产生的科学技术知识、科学精神、科学思想、科学方法，通过多种有效的手段和途径向社会公众传播，为公众所理解和掌握，并不断提高公众科学文化素质的系统工程。

医学科普，顾名思义是普及医学和健康知识的科普活动。按照著名医学科普名家杨秉辉教授的观点，医学科普与医学本身一样，不应局限于普及治病知识，应该向关注民众健康方面转变。医学科普是医学知识的普及，必须以医学理论为基础，方能言之有据，使读者觉得可信，才会去实行。

科普大家庭——科普的形式与分类

普及科学技术知识是科普的基础，是科普基本和必需的任务。科普工作者和受众是平等的、互动的、相互交流的关系。科普工作者是指从事科普工作的人员,包括专职科普工作者、兼职科普工作者和科普志愿者,泛指科普作家、科学家、技术专家以及实施各项科普活动的人。受众是指科普的对象,是指各类公民。专职科普工作者是专门从事科普工作的人员,主要包括科普工作的组织管理者、专职科普生产创作者、科普活动实施者、科普研究者等。

科普具备教育功能,从本质上说是一种教育活动。因此,科普应紧紧围绕公民科学素质建设最关键、最基础的问题来开展。科普具有科学功能,是科学本身发展的需要,是滋养科学人才的沃土,与科学技术的发展相辅相成。科普具有社会功能,能够推动社会的进步,促进学习型社会良好风尚的形成以及人与自然的和谐。科普还具有文化功能,能促进先进文化的发展,推动精神文明建设,促进科学精神的发扬光大。

科普是一个系统工程。随着科普方法和手段的日益先进和丰富多样,科学教育、科技传播、科普展览及各种科普活动已成为现代科普的主要途径和手段。其中,科学教育是科普的基本途径,其关键在于面向学校开展科学探索式学习。科学教育是一种以传授基本科学知识为手段,体验科学思维方法和科学探究方法,培养科学精神和态度,建立完整的科学知识观和价值观,进行科研基础能力训练和科学技术应用的教育。我国的科学教育既包括对未成年人的科学教育,也包括对农民、城镇劳动人口、领导干部、公务员等各行业人员的科技教育与培训。现代科普离不开发达的传媒,科技传播成为科普的重要途径和手段。科普的传播过程就是面向公众传播科学技术信息、知识和观念的过程。

科学传播的载体和方式多样,既包括传统的报刊、展览、会议,也包括声、光、电信息齐全的电子媒体,尤其是互联网新媒体。科普展览则是基于自然科学类博物馆(科技馆、自然博物馆)、科普画廊、科普教育基地等设施,开展互动式、综合性科普活动。值得注意的是,信息化为科普带来了一场革命性变化。通过网络进行科普,在知识传播方面有着与传统传播方式不同的特点。互联网是一种双向交互式的新兴媒体,尤其是在此基础发展而来的移动互联网技术,与传统媒体(报刊、电台、电视等)相比有如下特点:传播范围的广泛性、传播内容的丰富性与生动性、传播的互动性和开放性、传播的及时性等。但是,正在扩大的"数字鸿沟"也不容小觑。首先,那些最需要科普的对象,从网络获得信息的能力其实是最弱的。其次，网络媒体实效快、图文声像并茂、交互性强、共享性高，但也存在着信息来源单一甚至片面、虚假不实等缺点。

医学科普由来已久——独特性在哪里

医学科普是通过各种形式的健康传播活动，将医学领域的知识、方法和精神向公众进行普及和传播，提高公众健康素养，从而维护和促进自身健康。医学科普信息是指以医学领域的科学观念、科学知识、科学技术、科学方法及其进展为主要内容，以公众易于理解、接受和参与的方式呈现并传播的信息。

科学技术归根结底是服务和造福人类的知识体系。人人都希望身体健康，医学科普与每个人密切相关，健康科普知识一直都是公众关注的重点，这便是医学科普的独特性。换言之，每个人都是医学科普的受众。中国科学技术协会先后 10 次组织开展全国范围内的科学素养调查问卷，而公众在回答最感兴趣的科技信息时，排在首位的一直是"医学与健康"。在中国网民科学常识热词搜索中，生命与健康相关的主题词占九成。多年来，《中国网民科普需求搜索行动行为报告》表明，公众始终高度关注医学与健康领域的科技进展，与医学相关的热词搜索始终处于"第一梯队"。可以看出，随着经济社会和健康事业的发展，人民群众对疾病预防和健康知识的需求日渐增加，对健康问题愈发重视，医学科普讲座、图书、节目等与健康相关的活动备受人们关注。

普及健康知识，提高全民健康素养的水平是提高全民健康最根本、最经济和最有效的措施之一。2019 年 6 月，《国务院关于实施健康中国行动的意见》将提升健康素养作为增进全民健康的前提，将"健康知识普及行动"作为 15 项行动中的第一项。该意见提出应建立两项重要机制，一是构建科普知识发布和传播机制；二是建立医疗机构和医务人员开展健康教育和健康促进的绩效考核机制。

第三节 科普现状与发展

科学技术的普及程度是公众科学文化素质的重要标志，关系到经济振兴、科技进步和社会发展的全局。1994 年 12 月,中共中央、国务院《关于加强科学技术普及工作的若干意见》指出,在提高全国人民物质生活水平的同时,要努力提高精神生活的水准,使科普工作真正成为"两个文明"建设的重要内容,成为实现经济建设转移到依靠科技进步和提高劳动者素质轨道的重要途径,成为实现决策科学化的有力保障,成为培养一代新人的重要举措。

给科普插上翅膀——科技创新与科普密不可分

进入 21 世纪以来,科学技术的高速发展把人类社会推进到一个知识经济和信息化时代。经济全球化趋势日益增强,国家和民族之间围绕科技创新和科学素质进行的竞争越来越明显,科普也面临着全新的发展态势。科普作为国家的一项全局性、战略性和基础性工程,科普产品的开发能力虽得到长足进展,但在原创科普作品、图书出版、影视制作、软件开发及网络发展方面,与世界发达国家仍存在一定差距。例如,我国科普产品的创意不新,距离公众的要求较远,科普产品缺乏竞争实力等。

2016 年 5 月 30 日,全国科技创新大会、两院院士大会、中国科学技术协会第九次全国代表大会在北京召开。习近平总书记发表重要讲话并强调:科技创新、科学普及是实现创新发展的两翼,要把科学普及放在与科技创新同等重要的位置,普及科学知识、弘扬科学精神、传播科学思想、倡导科学方法,在全社会推动形成讲科学、爱科学、学科学、用科学的良好氛围,使蕴藏在亿万人民中间的创新智慧充分释放,创新活力充分涌流。

全国科技工作者日于 2016 年 11 月 25 日设立,时间为每年 5 月 30 日。该节日的设置旨在鼓励广大科技工作者牢记使命责任,切实担负起支撑发展的第一资源作用,紧紧围绕党和国家的中心任务,瞄准建设世界科技强国的宏伟目标,创新报国,引领发展。从事科普事业是科技工作者职责所在,在新时代更加突出强化了这一职责。党的十九大报告指出,创新是引领发展的第一动力,是建设现代化经济体系的战略支撑,是新时代赋予科技工作者的新使命。科技工作者肩负着科学研究、培育人才和服务社会的职责,而科普既是科学研究成果的现实转化,也是实现"把论文写在大地上"的有效途径,能发挥教育和提升广大公众的科学素养的作用。

与时俱进的科普——社会的发展对科普的作用

科技创新是科普的源头,而开展科普亦可推动科学研究的不断进步。科技创新是在科技前沿不断取得新的突破,而科普则是科技创新的一个重要基础。科普是科学技术第一生产力转化为现实生产力的必经环节,若是没有科普,难以形成持久的科技创新。

随着社会的发展,科普工作面临着挑战。科学技术的迅猛发展赋予科普工作者十分繁重的任务。各种新生事物层出不穷,知识更新的速度越来越快。科学以难以置信的速度展示其无穷魅力,并对人类社会产生了巨大影响。如何使公众了解各类科学知识,知晓各类科学技术,成为摆在所有科技工作者面前的一个问题。近年来,公众获取知识的渠道不断丰富且多元化,但这也为伪科学、反科学信息的传播带来了便利,甚至对公众产生严重误导,令人难辨真伪。这也使得科普必须与时俱进,不断实现自我突破。

当今世界,以数字化、网络化、智能化为标志的信息技术革命日新月异,互联网日益成为创新驱动发展的先导力量,深刻改变着人们的生产、生活方式,根本改变着公众获取科普信息的价值取向和行为方式,互联网已经成为科普的主战场。为充分发挥我国科普优秀网站的领导力、传播力和影响力,打造科普中国品牌网络方阵,大力营造"众创、严谨、共享"科普生态圈,加快科普信息化建设,大力提升国家科技传播能力,让科技知识在网上和生活中流行,实现我国公民科学素质的跨越提升,中国科学技术协会于2015年开展科普中国品牌网站(频道、应用)认定工作。现今,"科普中国"以"互联网 + 科普"为切入点,打造了互联网科普传播矩阵,提升了国家科普公共服务水平,成为权威性、专业性的代表,为科普产业发展探索了更多的空间和方向。

科普目标——公民科学素养的科学评估

科普使公众对科学技术有了更深刻的了解,也对科学技术提出更多、更高的要求,进一步促进科技创新向广度和深度发展。科技创新和科学普及的有机融合能够全面提升公民科学素质。党的十八大提出"普及科学知识,弘扬科学精神,提高全民科学素养"的要求。公民具备科学素质是指崇尚科学精神,树立科学思想,掌握基本科学方法,了解必要的科技知识,并具有应用其分析判断事物和解决实际问题的能力。公民科学素质建设是坚持走中国特色的自主创新道路,建设创新型国家的一项基础性社会工程,是政府引导实施、全民广泛参与的社会行动。2021年1月,中国科学技术协会发布第十一次中国公民科学素质抽样调查结果。结果显示,2020年我国公民具备科学素质的比例达到10.56%,比2015年的6.20%提高了4.36个百分点,圆满完成了"十三五"规划提出的2020年"公民具备科学素质的比例超过10%"的目标任务。公民科学素质的提升,离不开我国持续完善科技教育与培训体系,科学教育纳入基础教育的各个阶段。此外,大力发展科普基础设施,现代科技场馆体系初步建成;发展壮大科普人才队伍,持续增加科普投入,也都是持续提升公民科学素质的重要举措。

需要看到的是,我国公民科学素质水平快速提升的同时,总体水平仍然偏低,发展不平衡的问题依然存在。从区域看,东部地区公民科学素质水平持续领跑,长三角、珠三角、京津冀三大城市群处于领先地位,而中老年群体、低文化程度人群的科学素质水平仍然较低。这也反映了现阶段我国科学素质建设存在的问题,包括科学精神弘扬不够,科学理性的社会氛围不够浓厚;科普有效供给不足、基层基础薄弱;落实"科学普及与科技创新同等重要"的制度安排尚未形成,组织领导和条件保障等方面也有待加强。(薄禄龙、江世亮)

第二章
医学科普基础

第一节　医学科普概述

医学科普三要素——对象、目的与形式

　　医学科普是指将人类在认识医学科学实践中产生的医学科学技术和知识、疾病预防方法和科学健康理念等通过多种媒介手段传递给公众，最终使公众理解并掌握，是提高公民健康素养的系统过程。养成健康行为、普及健康生活，是以健康知识的普及为基础的，进而发生认知、行为等改变。医学科普是落实全生命周期健康管理的重要举措，它的对象是全人群，但是每一件医学科普作品必须有明确的目标群体，也就是说医学科普作品是给谁看、给谁读的，必须在创作开始前就确定。不同的目标群体，他们的身体状况、文化水平、生活习惯与经历、健康意识与传统观念等诸方面均有明显的差异。在医学科普创作时，必须注意这些差异，"到什么山唱什么歌"，如果对不同人群讲述同样的内容、使用同样的语言，效果肯定是不理想的。医学科普作品的对象确定以后，作品中应当包含什么内容、使用怎样的表现手法等，创作者才有依据。此外，还要注意避免出现在民族、性别、宗教、文化、年龄或种族等方面产生偏见的信息。

　　医学科普的目的是什么？提高公众的健康素养水平，从而起到维护健康、预防疾病、改善预后等作用。此外，医学科普可以使公众了解医学的不确定性和局限性，让患者在就医过程中调整自己的预期，更好地配合医生，所以医学科普还能够改善医患关系，促进社会和谐。同时，对于每一件医学科普作品而言，都是以准确体现健康教育核心信息和有效沟通受众并产生预期效果为创作目的。医学科普作品是带着目的进行创作的，只有目的明确，才可能产生出

符合目的要求的创作主题,而其目的性也将表现在作品沟通的直接性和传播的鲜明性上。

我们的医学科普要让公众"一看就懂、一学就会",不仅"知道",而且"做到",要达到这样的效果非常不容易,还需要在医学科普的形式上下功夫。在医学科普创作中,很多人习惯板起面孔说教,常常采用一种知识灌输式的创作方式,尽管现在越来越注重医学科普的通俗易懂,但"教导式"仍然是医学科普作品的主要问题。医学科普的内容必须是科学的,是在实践中得到检验的知识、方法和技能,但只有科学是不够的,医学科普的形式必须与人文和艺术相结合。医学科普需要人文关怀,因为受众不是被动的接受者,他们会选择性地接触、接收、记忆、理解,在医学科普中倾注人文关怀、尝试换位思考,更能够让受众产生共鸣,继而产生信任。医学应该与艺术结合起来,不妨将医学知识、科学精髓融入生动的文学艺术作品中,用艺术的视角和方法展现医学的魅力,使受众在愉快的阅读、观看中理解医学,丰富医学知识,学会科学地处理医学相关问题。

医学科普跨专业性——需要不断突破局限

1948年,世界卫生组织给出了健康的定义,即健康不仅仅是没有疾病的虚弱现象,而且是身体上、精神上和社会适应上完好状态的综合表现。这一概念的提出,使人们开始逐渐意识到,医学实践活动不仅仅涉及个体疾病的诊断和治疗,还与其社会性、宗教性、艺术性、法律性等息息相关。随后,现代医学模式开始由传统的生物医学模式逐渐向生物-心理-社会医学模式转化。这一转化揭示了医学的社会性,增加了医学科普的社会学内涵,增强了医学科普与社会学、心理学、环境科学等学科的融合与交互发展。

在抗击新冠肺炎疫情中,由于新冠病毒的突发性、高传染性、可致死性、难预测性等特点,引发了民众的巨大焦虑甚至导致心理问题的产生。如何通过医学科普手段干预重大公共卫生事件后的心理危机,在医学科普中融入专业性、权威性并辅以人文关怀的应急心理健康内容成为了疫情防控中不可或缺的一部分。而此前,精准医学概念的提出及大数据的发展,使得个体健康数据追踪记录及动态化分析成为可能。因此,在医疗实践过程中不仅能对相关疾病进行治疗,还能够预测疾病的发生发展。与此同时,我国的疾病谱已从以急性传染病为主变为以慢性非传染性疾病为主,慢性病发病隐匿,病程长,具有发病原因多元化、致残致死率高、疾病负担重等特征,近年来更呈现出年轻化的势态。研究表明,对危险因素的综合干预是防控慢性病的重点,包括心理因素、环境因素、社会因素和不健康的生活方式。这一发展促使医学科普不再局限于疾病本身,而是更多地延展到预防医学领域,将更多的内容聚焦在普及疾病预防知识,通过降低健康的危险因素,树立预防保健为主的观念,从而实现人人享有健康。

另外,医学科普的传播形式也在发生变革。随着信息网络时代的到来,以手机为主要载体的新媒体传播体现出普及率高、传播效率高、时效性强、信息含量大、互动性强的传播优势,人们可以随时随地借助手机连接互联网进行学习,即便是学术性很强的医学。医学科普开始从单一的线下人际传播医学知识阶段走向了以多元、平等、开放、互动等为特点的线上线下交互传播阶段。与此同时,重症急性呼吸综合征(SARS)、禽流感、苏丹红、“毒奶粉”、埃博拉、新型冠状病毒(以下简称新冠)肺炎疫情等突发公共卫生事件也一次次地对医学科普传播能力提出了挑战,如何精准高效地传播民众所需的健康知识,杜绝“信息疫情”的负面影响,这些问题的产生也为医学科普与新闻传播领域的专家找到沟通合作的空间和需求。

在实践中,我们发现由于缺乏对医学知识的专业解读,非医学专业的新闻工作者有时会无法精准地传达医学信息的核心内涵,从而造成受众理解的偏差,导致传播障碍和传播隔阂,甚至会让媒体不经意间成为虚假新闻的“生产商”。从医学工作者的角度来看,如何克服医学专业上的晦涩难懂,把握好科普内容和沟通方式,将以往承载着较多专业词语和行业性表述的医学知识以简洁明了、通俗易懂的方式传达给受众,这需要的不仅是扎实的医学知识,还需要具备一定的传播学理论和策略。随着健康传播学这一典型的涉及医学、传播学、社会学、市场营销学等多学科交叉的研究领域的发展,打破了传播学与医学等学科间的壁垒,助力医学科普突破单向传播、互动性差的瓶颈。医学科普与健康传播的协同发展,将更好地实现健康传播的目的,即致力于将医学研究成果转化为大众易于接受的健康知识,并通过知识、态度和行为的改变,以降低疾病的患病率和死亡率,有效提高一个社区或国家民众生活质量和健康水准。(丁　园、潘新锋、吴贞颐)

第二节　医学科普现状

新时代的新要求——健康中国战略下的医学科普

人民健康是民族昌盛和国家富强的重要标志,2016 年中共中央、国务院发布《"健康中国 2030"规划纲要》,提出了健康中国建设的目标和任务。党的十九大作出"实施健康中国战略"的重大决策,将维护人民健康提升到国家战略的高度。2019 年国务院下发《国务院关于实施健康中国行动的意见》中指出,把提升健康素养作为增进全民健康的前提,要让健康知识、行为和技能成为全民普遍具备的素质和能力,并且将"健康知识普及行动"作为 15 个专项行动中的第一项。2020 年 9 月 22 日习近平总书记在教育文化卫生体育领域专家代表座谈会上讲话指出:拿出实招硬招,全面推进健康中国建设,加快实施健康中国建设。"健康中国,科普先行",站在新的历史起点,给医药卫生工作者提出了新的目标要求。

近年来,随着新媒体的发展,医学科普也有了更丰富灵活的方式,受众面更广,但无论是充斥荧屏的"养生热",还是手机终端漫天的"医学科普",都反映出民众健康意识的觉醒。然而,面对良莠不齐的海量信息,普通民众有时难以分辨。这就需要相关管理部门逐步地把科学、权威、有循证医学证据的科普知识整合起来,由权威部门来发布,将正确的知识引导给民众。要推动医学科普准入机制建设和落地,明确创作科普作品人员的学历、专业、职称等资质,从源头上对科普内容的质量把关。此外,让民众不但能一听就懂,而且能操作,并很快转化为自己的行动,医学科普才能真正起到作用。要充分发挥医疗卫生机构、学术团体、科学家、医务人员、教师、媒体在健康科普中的重要作用,联合医学科普专家将一些晦涩难懂的科普知识,变成老百姓能听得懂、听得进的科普知识,让老百姓入脑、入心,从而真正改变全民的生活方式,提高健康素养水平。

当前,我们面临传染病和慢性非传染性疾病的双重挑战,影响健康的因素复杂多变、交互作用,公众运用科学知识应对公共卫生危机能力还比较弱,需要医学科普在方式方法上不断创新。首先,要在社会发动手段上创新,推动专业防控和群众参与有机结合。以上海市防控新冠肺炎疫情为例,面对来势汹汹的新冠病毒,在上海市委、市政府的领导下,上海充分发挥爱国卫生运动的独特优势,广泛发动市民群众,完善群防群控工作机制,筑牢阻击疫情的"铜墙铁壁"。其次,要注重传播手段创新,在新媒体语境下,科学、有趣、实用的医学科普知识在新媒体的传播下,更能形成内容科学、形式多样、传播广泛的生命力。再次,好的医学科普作品在创作过程中要融入人文精神内涵,既要让大众了解到目前真实的医疗水平,同时也要展现医务人员面对疾病、死亡无能为力和脆弱的一面,从而引导大众形成科学就医理念和对医疗服务结果的合理预期,创作出有温度、有广度、有深度的医学科普作品。最后,要注重医学科普的学科发展,以学科组织载体和制度建设为基础,以人才培养、梯队建设为核心,以技术手段的创新为途径,以学科成果和社会效益为目标。只有坚持学科发展形式,给医学科普应有的地位,才能孵育高质量、具有传播力的医学科普作品。

健康知识普及,需要全民参与、全社会共担,共同推动国民健康素养的提高,引领健康生活方式,降低疾病发生率,减少社会疾病负担,助力"健康中国"战略的实施。

硬核科普——突发公共卫生事件中的医学科普

普及知识、发动群众、传播健康,通过最少投入获得最大效益,这是医学科普的价值所在,而早在新中国成立初期,爱国卫生运动正是这么做的。

新中国成立伊始,毛泽东同志亲笔题词:"动员起来,讲究卫生,减少疾病,提高健康水平。"就此拉开爱国卫生运动的序幕,目的是尽快改善全国卫生状况,控制传染病流行。针对不同时期的突出卫生问题,爱国卫生运动先后开展除害灭病、城乡环境卫生整洁行动、厕所革命等一系列工作,取得显著成效。1955年,毛泽东同志向全国发出"一定要消灭血吸虫病"的号令,自此,除钉螺、治污水、讲卫生的爱国卫生运动广泛开展。1958年,中共中央、国务院发出《关于除四害讲卫生的指示》,时至今日,人们仍对"灭四害"印象深刻,爱国卫生运动深入人心,改善环境、减少疾病传播、提高人民健康水平,更移风易俗,使人民群众养成讲卫生的好习惯。

世界卫生组织指出，早在"健康融入万策"成为全球公共卫生界的口号前，中国就已通过爱国卫生运动践行这一原则，为提高中国人民的健康水平做出巨大贡献，并为全球其他国家通过跨部门合作和全社会动员解决重大公共卫生问题，提供可借鉴的模式。无论是传染病还是慢性病，科学防治固然重要，普及健康知识、发动群众参与更不可少，只有动员全社会，改变人的理念、习惯、行为和生活方式，才能真正将健康理念深入人心。例如，1988 年 1 月甲肝大流行，短短一个月里，上海总计发病人数超过 31 万。原上海市健康教育所特邀传染病学专家专访，刊登在《上海大众卫生报》头版，呼吁："市民们，为了你们的健康，请不要生食毛蚶。"甲肝流行期间，230 万份预防肝炎传单和 35 万份《上海大众卫生报》"肝炎专刊"被送到千家万户，3 部电视剧被迅速播放，引起社会强烈反响。当时不少人估计，1988 年春节后将有第二个流行高峰，但事实证明并未出现。

近年来，医学科普在突发公共卫生事件中发挥着越来越重要的作用。2003 年"非典"、2009 年"H1N1 甲流"、2013 年"H7N9 禽流感"，每当突发传染病，主流媒体迅速响应，权威专家及时发声，第一时间引导群众提高警惕、认识疾病、做好防护。在 2020 年防控新冠肺炎疫情的人民战争中，医学科普更是与医疗救治、疾病预防一起成为疫情防控的"三驾马车"。以上海为例，面对来势汹汹的新冠病毒，上海通过全行业动员、全社会覆盖、全人群关注、全过程推进、全媒体传播，以"五全"手势，构筑 2 400 余万市民的疫情"防火墙"。在每一个重要节点，上海都针对性开展健康科普，解疑释惑，安抚社会情绪，提升市民自我防护意识：1 月 19 日上海发布加强可疑病例排查预警信息，科普宣传同步跟进；针对公众焦虑、紧张情绪，12 位院士联名向市民倡议，科学认知新发传染病，不过于恐慌、不信谣传谣；抓住疫情防控有利时机，向全体市民发出使用公筷公勺倡议；12 位医学专家发布《疫情防控健康科普上海专家共识》；复工复产前，加强企业和个人防护知识宣传；疫情防控调级后，推出市民防控意识"不降级"的科普宣传；复学前，又送上温馨健康提示。健康科普还通过微信、微博、抖音等各大新媒体平台推送，累计浏览量达数十亿人次。通过医学科普，上海市民健康意识高涨，"戴口罩、勤洗手、多通风、不扎堆"成为防疫"四大法宝"，筑牢阻击疫情的"铜墙铁壁"。在突发公共卫生事件中，医学科普走出一条具有中国特色的"硬核"之路。（黄晓兰、续 琨、宋琼芳）

第三节　医学科普研究

外延——加强医学科普功能研究

国家卫生健康委员会公布的 2019 年全国居民健康素养调查结果显示,我国居民具备健康素养的总体水平仅为 19.17%,与健康中国行动 2022 年的目标有一定差距。有效提升居民健康素养水平的重要手段之一是医学科普。医学科普研究就是运用医学、健康教育学、传播学、心理学等多学科理论方法对医学科普活动进行研究,发现问题、总结规律,并用以指导医学科普发展的社会活动。为了推进医学科普活动更好地发展,医学科普研究显得尤为重要。

首先,医学科普研究有助于推进社会风险管理、实现精细化管理。医学科普工作的实施发展,需要凝聚全社会的力量共同完成。从政府层面而言,政府在医学科普工作中起推动性作用。目前我国医学科普工作正在向着政府引导、社会参与、多元投入的方向迈进,亟待需要开展政府如何推动、如何发挥主导作用、如何进一步发动医学科普中各个环节要素作用的研究,以进一步推进和优化全社会共同参与医学科普的大发展、大协作格局。健康上海行动中指出"强化数据整合利用,支撑公共卫生精细化管理",而精细化管理的最基本要求就是底数清,因此,就有必要开展医学科普研究,做到对受众健康科普熟悉情况的底数要清楚,对主体拥有的科普渠道和资源要清楚,对受众愿意并且使用的传播渠道要清楚……清晰了解目前的供需双方的资源、需求、优劣势等,从而开展有序建设和完善,提高风险管理能力并实现精细化、精准化管理。

其次,医学科普研究有助于指导科普实践、提升科普效果。"健康知识普及行动"要求"把健康科普纳入医疗卫生机构绩效考核和相关医务人员职称评定",其目的就是促进医学科普实施主体的积极性,推进医学科普的实施。信息化社会带来了传播变化,科学普及手段更加多样化、现代化。医学科学知识不再是简单的单向灌输过程,公众也具备参与、决策能力,同时海量、及时、共享的多元化医学科普信息利用互联网技术传播。从公众层面讲,作为医学科普主体的专业机构和医务人员,运用科学研究的思维、理论和方法,开展医学科普研究可以针对公众的需求对科普的内容、方式、实施等进行科学设计,能够细分受众的不同需求,更好地分析现代传播过程中的优劣、成功与不足。这有助于科普主体与公众之间逐步构建较为平等的对话关系,调动公众参与医学科普的积极性;有助于指导科普实践活动的科学开展,促进供需双方桥梁的搭建,让公众更易于接受和采纳;有利于让公众更好地了解科学知识、科学方法、科学精神和科学思想,从而实现精准健康科普,促进公民科学素养的提升。

再次,医学科普研究有助于医学科普资源的优化整合、合作共赢。医学科普效果的实现需要科普活动中各个环节要素共同作用。各环节要素是否能够发挥良好的作用,是否有效承担自身的责任与义务,直接关系到医学科普功能能否得到良好实现。对于医学科普活动的关键要素进行研究,有利于明确各关键要素在医学科普工作中的责任与义务,进行清晰定位和分工,也有利于将医学科普作为一项系统性工作,促进各环节、各要素间的相互协作。上海"公共卫生建设 20 条"的联防联控机制中强调"加强社会面协同联动,发挥各类组织在突发公共卫生事件中的作用,加强健康知识科学普及,倡导健康文明生活方式",正是要求医学科普各环节要发挥作用,协作联动,而与此同时,在医学科普研究的基础上开展健康科普资源库的建设更是能够实现医学科普资源的优化和利用。

内涵——加强医学科普发展研究

每一次信息技术的革新都会带来信息传播的革命,同时也推动着医学科普不断创新。随着数字技术、人工智能的发展精进,基于"互联网+"模式的各种传播模式被不断催生出来,并迅速普及,广泛应用。医学科普工作要顺应新的传播理念去运行,医学科普的方法论和技术理念应并举更新,协同发展。

我们知道,新媒体传播有着单位成本低,传播速度快的特点。因此,我们在利用新媒体技术加持医学科普时,应该充分利用这些优势。

• 更具互动性的传播方式 在以往的传统医学科普中,受众作为单一性的接收方,在交流和沟通方面存在一定限制,这一点在新媒体平台上被打破,突出多样化和互动性成为新媒体医学科普的特点。这些优势在信息时代背景下,会加速科普观点的碰撞、融合、二次传播,使得相互交流、加速扩散、全面覆盖成为可能。比如在直播平台通过留言、弹幕进行的实时交流,在文字社区以及短视频平台评论区进行的留言回复动作等。

● **更具时效性的发布模式**　在医学科普过程中,新媒体平台又给予其时效性强的特性。利用先进的信息技术设备,满足科普资料的实时快速制作、上线、传播。使得受众在第一时间充分了解科普信息,并有效整合信息内容,提供给相关渠道,加工成更为有价值的信息。比如越来越多的信息发布会直播,医学科普内容直播等,在此次新冠肺炎疫情中起到了很好的、及时的科普效果。

● **更具开放性的传播效率**　科普信息通过融媒体矩阵,可以突破地域、时间、空间、形式的限制,实现高效传播,符合现代人方便快捷获取信息的需求。不可否认,每一个单一的传播渠道都会有其局限性,而融媒体平台是目前解决单一传播渠道效率低下的好办法,同样一则医学科普信息,根据使用场景、受众群体、发布平台等因素,制作成不同形式的科普资料进行全平台传播,将会达到事半功倍的效果。

延伸阅读

医学科普与医学科普研究的关系

中国科学技术协会科普部前部长章道义 1983 年在《科普创作概论》中提出:"科普就是把人类已经掌握的科学技术知识、技能(包括各门科学技术的概念、理论、技术、历史发展、最新成果、发展趋势及其作用、意义)以及先进的科学思想和科学方法,通过各种方式和途径,广泛地传播到社会的有关方面,为广大人民群众所了解,用以提高学识,增长才干,促进社会主义的物质文明和改造自然,造福社会的一种有意识、有目的的活动。"医学科普面向的是社会公众,对医学科普的功能进行研究,有利于医学科普重要性的凸显,进一步促进医学科普功能的实现,进而促进人民健康。现阶段,我国的公民健康素养仍然处于较低水平,通过开展医学科普研究,能够发现健康素养的薄弱环节开展针对性医学科普,能够分析和利用健康传播的有效途径提高医学科普的覆盖面、影响力和效果,能够协助和完善现有医学科普体系,实现资源共享。

● **更为多样化的传播主体** 移动互联网端的崛起使自媒体进入"战国时代",每个个体都能够通过自己所擅长的渠道来分发内容。这不仅要求我们要关注到因为个人审美的差异和不同文化背景的影响,将相关信息适度娱乐化,带给受众更为轻松的体验,更要求我们提升对医学科普的认同感和责任感,要准确定位,有效进行正向传播。

作为一名医学科普工作者,要做新媒体时代的顺应者,成为兼容医学科普知识和传播学规律的复合型人才,适应媒体多元化在科普行业的运用。在实际工作中,善于运用新媒体思维和新媒体技术来活化科普过程,提高受众兴趣,增强科普效果,从而实现科普工作与新媒体技术的融合,推动医学科普的创新发展。相信随着5G时代、虚拟现实技术的不断成熟,将来的医学科普会迎来更多的多学科交叉发展机遇。

管理——加强医学科普学科研究

● **建立医学科普制度和平台** 医学科普学科涉及面广泛,知识体系与多门学科存在联系。医学科普知识体系可以认为是一个多学科融合的"π"字形结构。基础医学、临床医学、社会医学、行为医学、营养学等是医学科普知识体系的基础,而传播学、心理学、营销学、人类学、教育学等则为医学科普传播提供了方法学支撑,社会学、哲学、伦理学、美学等则是医学科普知识体系不可或缺的宏观层面的学科支撑。与发达国家相比,我国的医学科普基础理论研究和实践指导都相对滞后。一方面,政府应根据国情在现有的科普政策基础上,研究制定促进医学科普的政策,完善医学科普制度建设,包括激励政策和人才培养政策等,促进各级医院和医学院校积极承担起相应的医学科普责任和义务。另一方面,积极搭建医学科普平台,丰富医学科普传播方式,建立起通畅的沟通机制。媒体找不到真专家,专家找不到相应的媒体,结果形成了这样一个局面:伪专家侃侃而谈,传播谬误、误导公众;真专家循规蹈矩,着急上火、束手无策。随着"互联网+"时代的到来,现代医学科普要充分利用互联网、电视、手机等传播媒体,构建多媒体医学科普传播互动平台,方便医学知识的普及和交流。比如医学科普微博、微信、软件(APP)等,利用新媒体传播优势提升医学科普实效性。同时,定期举办"科普宣传周"和专家义诊咨询等活动,与百姓面对面交流,大大提高医学科普的成效。

● **注重医学科普文化的塑造** 树立品牌意识,结合医学科普的特点,打造医学科普精品,传播医学科普文化。

(1)医学知识科学性:医学科普是以科学准确的医学知识为基础的,如果忽略了这一基础,不仅不能有效进行医学科普,而且还有可能造成伪医学科普的流行。

(2)专业知识通俗化:科普作品创造性的第一个表现就是把专业知识写出通俗化、大众化的读物,要准确地抓住本质的东西,写成通俗化的读物,要做到深入浅出。

(3)科学知识艺术化:要想拥有比专业科学著作更多的读者,就需要对科普作品进行艺术化加工,使之活灵活现,具有艺术的感染力,使人喜闻乐见。

(4)趣味性强:兴趣是引起阅读、观看愿望的重要因素。容易引起读者兴趣的因素主要有以下几方面:① 热点事件往往最容易吸引大众注意,如果能够将医学知识与热点事件相联系进行科普,即所谓"蹭热点",可以起到事半功倍的效果。② 现代医学的最新成就,诸如医学科学的新理论、新发现、新的诊断方法、新的治疗手段以及医学领域的新突破等。③ 与生活密切相关的医学科学新成就,诸如日常生活中的医学小知识等。④ 旧话新提,例如老生常谈出新意、旧法新提等。

● **加强医学科普人才梯队的培养** 对于"第一梯队"的专职医学科普人员,应该调动其工作的主动性、积极性和创造性,充分发挥最大潜能和智力效应,如提高物质待遇和社会地位,设立专项基金,对有突出贡献的科普人员实行奖励。将医学科普落实到工作的每个环节,如将从事科普工作情况纳入专职人员的绩效考评体系;在评审科研项目的申请中,增加相关科普活动的设计,将之作为科研项目研究的考核内容之一。另外,设立医学科普专业技术职称评审体系,有利于稳定科普工作者队伍,调动专职人员的积极性。将临床医生尤其是年轻医生吸收到医学科普队伍中来,组建医学科普"第二梯队",扩大医学科普人才队伍范围。建设医学科普培训基地,组织系统的培训,提高临床医生的科普能力。同时加强对参训人员的考核,颁发相应的证书或继续教育学分等作为激励政策,鼓励其成长和发挥作用。此外,还可组建医学科普"后备军",加强医学院在校生的科普能力培养,将现有分散的医学资源集中共享,提供及时准确的国内外最新医学信息资源;开设医学科普教学课程和设置模拟场景,提高医学生的科普思维训练和实践技能。这既是提升医学生健康科普能力的内在要求,也有利于提升医学院毕业生的核心竞争力。(魏晓敏、唐云龙、潘新锋、康　凯)

第四节　医学科普创作

为什么要做科普——个人能力持续的积累

越来越多的专业的医药卫生工作者已经或准备进行科普工作,外部环境是主要的动力,政策导向或科研、临床工作要求使然,特别是《健康中国行动(2019—2030 年)》的健康知识普及行动提出"医务人员掌握与岗位相适应的健康科普知识,并在诊疗过程中主动提供健康指导"这一倡导性指标后,各级医疗机构、学协会等积极组织、推动青年医务人员科学普及工作,医学科普的大环境日趋成熟。然而,从医学科普创作特点、青年医药卫生工作状况等来看,走好医学科普之路更多的要从自身的发展来思考。

首先,医学科普具有自身特殊性,不同于科研、临床工作等其他工作,医学科普创作的特点是综合性的,需要围绕受众导向、效果引导、探索提升、科普专业积累等才能达到预期目标。在专科专业知识基础之外,需要掌握一定的新闻传播学、市场学、文学、历史学等基本理论,涉及新闻写作基础、受众需求分析、品牌建立与维护、人文视角与医学史等知识能力。在从事科普创作或事业过程中,不断积累相关的知识与能力,最终个人能力将潜移默化地得到提升,科普工作的能力可以达到较好的水平。

其次,医学科普创作不单单是一种技能,而是一种能力。管理学对能力有不同的概念和研究,简单地说,能力是指一个人能够胜任某项工作的本领。美国著名心理学家吉尔福德(J.P. Guilford)认为,能力 = 知识 + 情境理解 + 表现方式。科普形式种类多样,有科普讲座、写作(文章、图书、博客、微博、微信)、演讲或对话等,媒体或载体也具有多样性,报刊、广播电视、互联网等,人群也不同,校园、社区等,科普能力相应地应围绕研究介质特征的能力、知识运用和提炼主题的能力、个性化创作与自身发展规划能力等逐渐提升。

再则,科普能力的提升将对青年医药卫生工作者快速成长起到潜移默化的帮助。基本的写作训练能力积累,毋庸置疑对日常工作涉及的科研项目、工作总结、病例分析、论文撰写等有极大的帮助,这些基础的写作功底无疑会节约大量的时间,甚至影响评审、评奖的最终结果。在现有的医疗体制下,临床医生面对大量的门诊、住院患者,面对患者网络信息的求证,如何在短时间有效地传播核心信息,提高患者的依从性,减少医患"沟通鸿沟",科普能力也是很重要的一种素质。所谓磨刀不误砍柴工,个人科普能力的训练就是一种磨炼。

当然,关于科普能力的益处还有很多角度去思考,比如,在希波克拉底誓言中所说,"我会奉献自己的一生为人类服务,我会给予我的师长应有的崇敬和感恩,我会凭我的良知和尊严行医救人,患者的健康将会是我首要的顾念。"学习医学并选择医药相关专业之初,科普就已经植入我们的内心深处,未来我们将成为学有专长的专家、大家,科普更是我们回馈社会的重要手段,同样需要我们像对待科研、对待学问一样,不断探索,不同提高,积跬步以至千里。

怎样开始——从兴趣能力出发

科普创作怎样起步? 不妨一起回顾一下医学科普在中国的发展。

我们知道,近现代中国的科普事业起步于 19 世纪末 20 世纪初,伴随西方医学传入,通过书刊出版发行医学领域的科学普及出现在中国社会。1917 年前后,留学归国的胡宣明首次提出将家庭卫生与城市公共卫生和重大传染病同等重视,出版《家庭卫生》一书,以家庭主妇为主要对象,对照西方卫生标准,讲解我国民众应该注意的家庭卫生细节和相关知识。在这一时期,一大批鼎鼎有名的科学家、医学家、实业家开启中国科普的先河,他们抱着"要中国真正科学化""科学救国"的思想。1978 年党的十一届三中全会召开后,科学的"春天"到来,也带来科普繁荣与发展。进入 2000 年以后,特别是 2002 年颁布《中华人民共和国科学技术普及法》之后,在国家法律层面为科普事业提供了政策依据和法律保障。2006 年颁布的《全民科学素质行动计划纲要》又进一步明确提出"制定优惠政策和相关规范,积极培育市场,支持营利性科普产业,推动科普文化产业发展"。党的十九大提出"实施健康中国战略",医学科普发展进入新时代。

医学科普发展的不同历史时期,医学名家、大家在其中起到不可或缺的作用。他们或源于"科学救国""启迪民众"的精神,或寄希望"医学归于大众"的理念,也或许因为不良资讯泛滥或者个人兴趣能力的驱使,成为医学科普的领头羊或翘楚,得到社会各界的广泛认可与尊敬。他们一方面是医药卫生各领域的知名学者,同时也积极投身科普事业,回馈社会,尽管他们走上科普之路的原因不同,成绩也不尽相同,但都是值得敬仰的楷模。

青年医药工作者并非一开始做科普就会得到广泛的认可与支持,如何能走好科普路,坚持是最受考验的,而要能持之以恒并取得一定成绩,从兴趣、能力两个出发点最为重要。

从事科普的兴趣是最为内在的动力,没有兴趣或只是完成任务,科普是不能够持久的。一时的心血来潮,偶尔的刺激或激励,只会偶尔为之,无法形成持之以恒的学习、实践动力,结果必将差强人意。如果遇到困难,受到一时的误解或非议,必然会退缩不前。科普的兴趣源于每一次创作,每一次科普活动,在其中得到更广泛的满足和提升,再不断学习积累与交流提升,科普创作才会获得源源不断的动力。

有了持续不断的兴趣只是第一步,还要从能力及能力提升上做好准备。首先是个人基本能力的分析,是擅长文字、美术创作,还是声音条件好,抑或沟通交流组织能力出色,都是做好有特色的医学科普的看家本领。如果有了上述所谓的有特色的"资源",不妨在专业上下功夫,独特的专业素材和分析视角,永远是医学科普的核心价值,是拿得出手的"拳头产品"。打个比方,编剧、导演、制片可能不会唱跳、演戏,形象也不够靓丽,但他们可是一个卖座电影、电视剧或综艺节目的灵魂人物。中国涉医的影视作品总让人觉得差了点什么,或许就是缺医学科普视角的介入。

做好科普的关键——持之以恒

专业技术人员一般都是用业余时间做科普,要取得一定的成绩,关键在于坚持。坚持做好科普,兴趣、能力提升是基础,效果或成绩是后续的动力,两者有机结合,终将成为科普大家、名家。

要持之以恒地做科普,应学会扬长避短,了解自己及所从事工作的特长,在保持对科普工作的热情，做好不同阶段规划基础上，用自己最擅长的方式做科普，才能避免"跟风""人云亦云"，进而提高个人科普品牌的辨识度。用自己的特长做科普，用"巧劲"做科普，科普也就没有那么花时间，也没有那么难了。

要持之以恒地做科普，既可"短平快"也可厚积薄发。科普的特点是敏锐感知社会或公众的需要、热点，根据不同媒体或传播环境特点选择恰当的形式，避免老生常谈，陈旧老套往往事倍功半，但一味求新求异不但费时费力，还容易导致把握不好，适得其反。科普需要素材的积累、思考的深入、创作的创新，如果无法做到"短平快"，不如做好积累和沉淀。

要持之以恒地做科普，还要学会整合资源与拓展。科普创作可以"单打独斗"，坚持个人创作，但毕竟传播手段日新月异，一个人的时间和能力有限，单一形式的科普也有其局限性，如果能与社会机构或小伙伴们合作，取长补短，或许能开拓医学科普新的空间。

科普创作或传播是一个不断推陈出新的领域，坚持学习一些新的理念与相关专业知识，并持之以恒地加以实践，才能"常做常新"。医学科普的最终目的是普及医药卫生的知识，提高公众的医药卫生素养，帮助大家提升面对科技进展及自身需求的科学思维，而非曲高和寡的"阳春白雪"。（贾永兴）

第三章
不同形式的医学科普

第一节　给医学科普报刊撰稿

医学科普报刊是以通俗易懂、深入浅出的方式向公众普及医学知识、提高公众健康素质的出版物,分报纸和杂志两大类。报纸是有固定名称、刊期的散页连续出版物,出版周期较短,常见的有日报、周报等;期刊,又称杂志,是有固定名称,按卷、期或按年月顺序编号出版的成册连续出版物,出版周期略长于报纸,如周刊、月刊、双月刊等。

医学科普报刊或综合类报纸期刊的专刊、专版是比较早出现的科普形式,也是专业人员参与科普的启蒙或捷径。专业人员可以自行根据不同报刊的定位理解投稿,也可以接受约稿。近年来,各类报刊均尝试融合发展,推出相应的新媒体平台,通过与报刊全面合作可以成为了解医学科普状况的"窗口"。

投其所好——了解报刊编辑的工作模式

不同的出版机构有不同规定,医学报刊编辑的工作内容和流程大致包括选题策划、稿件组织、编辑加工、三审三校等。

选题策划是编辑工作的重中之重,相当于大厨研究新菜式、工程师构思设计图。选题角度是否新颖、独特,选题内容是否科学、有益、有趣、契合读者需求,直接关系到成稿质量,乃至整份报刊的总体水平。对医学科普编辑而言,选题策划是基本要求,也是其知识面、专业水平的体现,不同编辑的选题策划能力有时会有很大差别。通常,报刊编辑部会定期召开选题会,讨论并确定当期报刊的选题和采编事宜。

选题经编辑部主任或主编审核通过后,即进入"组稿"环节。编辑在组稿前,会先选择一位与该选题匹配的撰稿专家,然后通过电话、电子邮件、微信、拜访等途径与专家约定撰稿或采访事宜,包括撰稿(采访)提纲和要求等。值得一提的是,合适的撰稿专家是"成就"一篇优秀科普作品的关键要素之一。通常,科普文章的撰稿人必须具备两个特点:一是"专业对口"、言之有物,这样才能确保文章的科学性与权威性;二是擅长写作,善于"化繁为简",懂得如何将医学知识作通俗化的解读,让老百姓看得懂、记得住,绝对不能照搬"教科书"。因此,如果向医学科普报刊投稿,不妨从自己擅长的专业领域入手,用没有医学背景的人都能看得懂的"大白话"来写科普。

当编辑收到专家的稿件后,即进入"编辑加工"环节。编辑加工并非单纯改改错别字、标点符号那么简单,医学科普编辑不仅要按照编辑规范对稿件的错误和疏漏进行必要的修改,还需要对内容和标题加以润色,以最大限度地确保文章的科学性、提升文章的可读性。若编辑对稿件中某些表述的科学性存在疑问,会要求作者进行二次确认和修改。

为提升出版物的编校质量,医学科普报刊目前均实行"三审三校"制度。所谓"三审",就是对稿件进行三个级别的审查,即初审、复审和终审。初审由具有编辑职称或具备一定条件的助理编辑人员担任;复审由具有正、副编审职称的编辑室主任担任;终审由具有正、副编审职称的社长、总编辑(副社长、副总编辑)担任,三个环节缺一不可。"三校"则是由文字编辑和校对人员对稿件中的多、错、漏文字,标点符号差错等进行审读和校对,反复三次。经过上述一系列编校流程后,方可进入付印流程。看到这里,大家是否会有这样的体会:原来,一篇稿件从"孕育"(选题策划)到"诞生"(刊登)是一条艰辛的"闯关之路"。所以,别小看报刊上发表的一篇篇医学科普文章,它们凝聚着作者和编辑的智慧与心血。

看看编辑是怎么策划选题的

对医学科普编辑而言,"想选题"是日常工作的头等大事,也是令人头痛之事。没有好的选题,就好比"无米之炊",再能干的"巧妇"也一筹莫展。

医学科普编辑的选题从哪里来? 一般而言,健康热点事件,医学新闻,医疗新技术、新成果、新理念,医生在临床工作中遇到的特殊病例,人们在求医问药过程中的疑问、困惑、误区以及网络上的健康谣言等,都是他们搜罗选题的重要来源。因此,如果想向科普报刊投稿,这些都可以成为写作方向。当然,素材的选择和写作角度很重要,需要在实践中慢慢摸索和体会。

可能很多作者都不了解,为何医学科普报刊编辑对自发来稿(投稿)兴趣不大,一般以向专家"约稿"为主,原因何在? 归根结底还是两个字——选题。对常年接触大量医学科普作品的医学科普编辑而言,平庸的选题千千万,好的选题万里挑一,而绝大多数自发来稿的选题都"不幸"地属于前者。其中,"炒冷饭"和"大而全"是"重灾区"。当然,"炒冷饭"可能是相对的,虽然在作者看来某个话题可能是新鲜事,但在见多识广的编辑眼里就并非如此了。"大而全"也是不少作者的"通病"。诸如高血压防治、脂肪肝诊治之类的选题,就属于作者喜欢写、编辑不爱看的"大而全"选题。在编辑眼中,这些选题有两个"硬伤":一是过于平淡,几乎所有医学科普报刊都曾刊登过类似文章,人们也或多或少读到过这些内容,很难再引起阅读的兴趣;二是"点太大",由于其中包含的知识点太多,要么只能介绍些大家都知道的"皮毛",要么就是"硬塞",内容深奥枯燥,令读者"消化不良"。

医学科普编辑喜欢什么样的选题? 简而言之,一是"小",二是"新"。"小"就是着眼点尽量小一些,一篇科普文章说清一两个问题足矣。"新"有两层含意,可以是真正意义上的"新",比如医疗新技术、新理念、新发现、新成果等;也可以是选题角度新、表现形式新、写作方式新,内容虽不新,但可以给读者以"新鲜感",激发阅读的兴趣。比如《大众医学》2021年第2期中有篇题为《"牙套族"的饭桌对话》的文章,作者主要介绍的是正畸治疗过程中的一些常见疑问和对策。应该说,这篇文章的内容并不算"新",但写作角度和方式比较"新",以同为"牙套族"的四个大学同学的聚会为切入点,将正畸患者常见的疑问融入他们在饭桌上的对话中,问题切中要害,解答浅显易懂,文章标题也别具一格。

值得一提的是,为了提高科普文章的吸引力和传播率,文章的标题十分重要。尤其在新媒体时代,一个优秀的标题甚至比文章内容本身更重要。当然,这并不意味着大家都要去做"标题党",用夸张、怪异、耸人听闻的标题去唬人。医学科普重在科学、严谨,但不容置疑的是,标题确实可以起到画龙点睛的作用。所谓"酒香也怕巷子深",如果人们一看标题就没有阅读的欲望,那么再好的内容也会被埋没。在创作科普作品时,一定要花点心思,想一个好标题,千万别让优秀文章被平庸的标题耽误了。

怎么把专业的内容推销给编辑

很多医生在向读者介绍求医问药的"窍门"时,常会告诉他们:"不妨交几个医生朋友,这样会让你少走很多弯路。"同样,对于希望向医学科普报刊投稿的医生来说,多交几个有经验的编辑朋友,平时多沟通、常交流,不仅能避免因

延伸阅读 ·—·

裴法祖与《大众医学》

裴法祖院士学识渊博、医术精湛、医德高尚,尤其擅长腹部及普通外科,是我国普通外科学奠基人之一,也是中国器官移植学科的奠基者和开拓者之一。他一生悬壶济世、教书育人、著书立说,诊治了数以万计的患者,主编、参编101本医学教材及著作,为祖国培养了大批优秀的外科人才。他与过晋源、谢毓晋、王天一等创办了我国第一本医学科普期刊——《大众医学》,提出"让医学归于大众"的口号,认为任何科研的核心都是患者,任何科研成果都要回归临床,为患者服务。

《大众医学》于1948年8月25日正式出版。每月出版一期,逢单月出普通号,双月出专号,每期约6万字。文字深入浅出,多为短文,附有多幅简明插图,深受读者欢迎。2004年,裴法祖院士在他从医65周年暨90寿辰时,谈起自己长达65年的从医路,他说:"我的一生,其实只做了三件事,第一件事就是创办了我国第一本医学科普刊物《大众医学》……"裴法祖教授将《大众医学》比作中国医学科普的"干细胞",他认为现在的很多科普都是由《大众医学》这个"干细胞"派生出来的,为《大众医学》所取得的卓越成绩而感到骄傲,更相信《大众医学》一定会越办越好。

裴法祖教授对医学科普,也对《大众医学》有这样的要求:《大众医学》一定要登载很好的文章,一定要深入浅出,一定要科学,一定要与时俱进,一定要贯彻"让医学归于大众"这个崇高宗旨,让大众更多地接受健康新观念,了解医学新知识,知道如何预防疾病的发生、如何早期认识常见疾病的各种征象,从而达到"最好的医生是自己"的目标。

·—·

选题方向偏差、写作角度不佳等原因而白忙一场或重复劳动，还能快速提升科普能力。从"无从下手"到"逐渐入门"，再到"驾轻就熟"，是科普创作的必经之路，在此过程中，有经验的编辑就像是领路人，可以传授经验，帮助作者避开"雷区"、快速成长。

实际上，编辑也非常愿意与作者交朋友。对编辑而言，优质的作者队伍是其社会交往能力和业务能力的体现，也是其职业生涯中的宝贵财富。

优秀的作者与优秀的编辑是彼此支持、彼此成就、共同成长的。在《大众医学》杂志长达70余年的办刊历史中，与杂志一起成长起来的作者很多，如复旦大学附属中山医院汤钊猷院士、杨秉辉教授，上海交通大学医学院附属第九人民医院邱蔚六院士、周曾同教授等。他们开始撰写科普文章时都是年轻医生，在长达数十年的科普写作生涯中，他们与《大众医学》的几代编辑建立了深厚的友谊，科普写作水平不断提高，也非常愿意将自己的优秀科普作品发表在《大众医学》杂志上。

如果您想从事科普工作却又不知如何上手时，不妨大胆地向有经验的编辑朋友咨询、讨教，相信他们一定会很乐意为您提供专业指导和建议，帮助您顺利走上"科普路"。（黄　蕙）

第二节　把经验和情怀变成书

图书的出版必须经过申请列选、申请书号、申请版本号等法定程序；还要经过出版社的"三审三校"、作者审读等流程，交叉学科或特殊选题还需专业外审或审批审读等；图书装帧、印制质量也有相应的质量管理办法，医学科普图书还需接受印后质量管理、审查等，出版机构资质管理上需要具备养生保健出版资质，配备符合相关要求的医学专业背景的编辑力量。

出版流程时间根据图书的字数、质量等不同，长短不一，长则一年半载，短的也许两三个月，这一方面是传统出版的质量要求使然，另一方面也是作为"白纸黑字"承载知识记录、文化传承功能的出版的必然要求。在快节奏、快餐化的今天，出版一本图书的意义是什么呢？怎么能出一本叫好又叫座的医学科普图书呢？

付出总有特别回报

　　相比其他医学科普方式,图书出版是历史悠久、专业合作、影响广泛的方式,具有内容系统、信息集中、公信力强等特点,出版科普图书是最重要的科普形式之一。从出版业历史来看,图书受版权保护,可流通可传承,有可期的社会和经济价值,是文化传播和学术发展的重要方面。2021年1月,上海市卫生健康委员会发布《关于加强本市医疗卫生机构健康教育与健康促进工作的指导意见》,要求医疗卫生机构统筹推进健康教育与健康促进工作,纳入机构发展战略和规划。也就是说,今后健康科普工作将纳入上海市医务人员的日常工作考核。国家对卫生工作的高度重视,以及人民对医疗保健需求的迫切需求、使医学科普图书成为获取健康知识、传递卫生政策、培养青年医生的重要途径。

　　图书出版流程比较复杂,有作者用"一朝怀胎、十月分娩"来形容图书出版过程的漫长、曲折,这个形容虽然夸张,但也反映了出版的艰辛与不容易。有些图书真和孕育一样,不但非常辛苦,还出现了意外和不确定性。从以下流程简表可以初见端倪,是否顺利,在于各方的通力合作是否高效。不论流程如何,一本高质量、受到各方好评的图书拿在手里的时候,所有的辛苦和付出都是值得的。

常见图书出版流程示意图

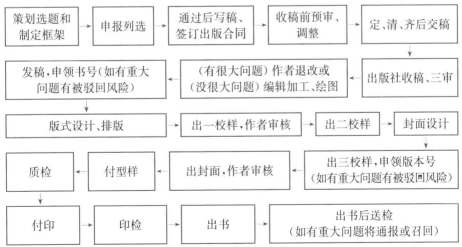

注：不同出版社、不同特定情况下,出版流程会有不同。

这个流程中提到的图书出版的相关概念,需要作者有一定的了解。列选号就像准生证;书号就像出生证;版本号就像身份证,"三证"缺一不可,否则就成不了"合法公民"。而每一个流程的审校就像一次又一次的产检,对书稿进行"大排畸、小排畸",并进行"产前治疗"甚至"宫内手术"。所以,如果有机会出版一本书,请不要赶时间、不要以牺牲"产检"次数为代价来缩短"产程",结果生下存在隐患的"新生儿"。对出版社提出的审读、勘误、插图等要求,还需认真对待,不要马虎从事甚至说"都交给你(编辑)了"! 自己的宝贝图书问世时,一定要完美、风光、漂亮!

怎么能出本好书

什么是好书? 不同的作者有不同的定义,这里来大致分一下。

● 能获奖的书 医学科普图书的奖项不少,含金量高的如国家级、省市级科技进步奖,科普创新奖,科学技术普及奖等,不管是表彰图书还是个人,都是很大的荣誉,也是将来申报项目、课题或晋升的重要砝码。这些图书有大背景、大格局、高发行量的特点,有领先的专业地位、正确的政策导向、很大的社会影响力。

延伸阅读

经费、图片、排版需要自己解决吗

有很多专家写书前很关心经费问题。其实,经费只是在同等条件下的加分项,一个好的选题、一本值得出版的书稿,有时候甚至成为选择出版社的筹码。因此,医学科普虽然不是文学创作,不需要生花妙笔,但你的书是否有独特的出版价值,是不是能让读者欲罢不能,甚至成为畅销书、长销书? 出版社有一套专业的评估办法和出版考量,首先让编辑喜欢你的出版规划是很重要的。

图书的排版有特别的排版工具和流程,一般不需要作者做具体的排版操作,如有特别的意见和想法,和你的编辑商量就可以了。

图片的问题也是如此,除非你是一本插画书,否则可以与编辑讨论配图和插画问题,千万不能使用没有版权的图片或没经过授权的肖像。

图书出版涉及法律法规杂而乱,不用考虑太多,拿着你独家的内容或创意,去找个欣赏你的编辑吧!

● 能赚钱的书　说实话,这个定义有点"偏",想通过出医学科普书来挣钱现在越来越难。以往的各种炒作、包装手段,在各项严厉的监管措施之下逐步被规范甚至取缔。所幸大多数医学科普人是怀着一颗济世为民的心出发的,出书并不为"利",只是为"名"——想"红"和"大卖"是很多人的美梦,其实也是值得追寻的理想。出版社特别喜欢这样的作者,读者也需要这样的作者。

不过,"红"和"大卖"只能是目标,不能是起点。一个起笔是为了搏眼球、吸粉丝的医学科普人,将会偏离科学、原创、真实的航道,染上哗众取宠、道听途说的坏毛病,招来的可能是短暂的流量,更可能是永久的掉粉。有志于医学科普的人,最失败的就是落到"被追捕""被封杀"的境地。要避免这样的遭遇,除了认真踏实地创作之外,更要了解国家导向和政策,了解患者的所思所愿,真正为解决民众疾苦而写作,作品最终也会得到读者的追捧。

● 有新意的书　现在出版审批趋严、市场竞争激烈,出版社是不愿意把宝贵的书号资源给一部没有新意的作品的。没有新意的书稿会被拦在第一关——拿不到"准生证"(列选号)。这个"新意"可以是内容上的独到价值,也可以是文字上的特别吸引,或者表现手法上的创新、插图的独特风格,总之,是有别于千篇一律的、能脱颖而出的东西。

在今天,比较受出版社青睐,年轻医生也比较擅长的是数字融合手段。如果一部书稿能和视频、音频资源巧妙融合,和读者进行书本之外的良好互动,将是非常"吃香"的。这样的书,无论是获奖还是额外收益,都有更多的机会。但是,切忌简单的二维码堆砌。到处出现、不经精心选择、和书稿没有呼应的二维码神似"狗皮膏药",反而令读者反感。

总之,图书出版需要更多的知识积累,也需要更多的新意和创意,当你积累到一定的能量,厚积必然薄发,这时候再和专业出版机构的强强联手,医学科普之路就会越走越宽。花开蝶自来,出版社的编辑们一直在寻找他们期待的你,或许已经在向你走来的路上了。(许　蕾)

第三节　医学科普文艺性的探索

讲科学的书,一般人不愿意读,如果写成科学小说,去庄而谐,使读者触目会心,不劳思索,就能在不知不觉间得到科学的知识,效果一定是很大的。

——鲁迅《月界旅行》前言

医学科普的实用性及其难点

科学普及作为一项社会活动,其基本要求常提到的有"五性",即科学性、通俗性、思想性、实用性与趣味性。科学性是科普的前提,不科学的、伪科学的东西当然不应该普及;通俗性是科普的基础,不能"通俗"的自然无法普及;思想性是科普的灵魂,科普传播科学知识的同时还应该从思想上使人们爱科学、爱生活、爱祖国、激发人们建设祖国的热忱;实用性是科普的目的,通过科学普及提高民众科学文化素养、推动社会进步和经济发展;趣味性是科普的手段,鲁迅先生《月界旅行》前言中的一段文字已经作了清晰的说明。

医学是一门研究人类健康的学问,医学科普将强身健体、防病治病的知识普及给民众,自有其实用性的优势,所以医学科普较诸其他学科的科普更易受到民众的欢迎。不过,医学科普本身也有其难点:医学词语晦涩难懂,医学内容枯燥无味。在我国,还有中西医学名词同词不同义、同义不同词的问题,中西医学术观点差异的问题等,更增加了医学科普的复杂性。

即便如此,在一些远见卓识的医学前辈的推动下,医学科普还是较早地登上了科普的舞台。新中国成立后,科学普及得到了政府的支持,医学科普由于其服务于民众的鲜明特性,更多地得到了重视与发展。多年来,医学科普工作者不断努力,发扬优势克服困难,取得了喜人的成绩。现如今,由于基础教育的普及,民众文化水平的提高,也由于有临床医疗经验、熟悉民众理解程度的医务人员投身科普,在科普实践中他们擅于规避生涩的名词,擅用打比方、加插图等办法说明问题,已使医学词语晦涩难懂的情况在科普领域中有了明显改善。

如前文所提,医学科普的难点在于医学的内容枯燥无味,细菌、病毒、癌细胞、开刀、吃药、吊盐水等都不是令人愉快的体验,若非不得已,人们一般宁愿敬而远之;若再说到预后不良、死亡率多高之类,人们则避之犹恐不及,如何能愉快地成为科普的受众呢?

一本讲肝脏病知识的科普书,虽然内容枯燥了些,但是肝病患者还愿意读。一篇谈肿瘤的科普文章,虽然无趣甚至令人不快,但是不但肿瘤患者愿意看，连他的家属也愿意看，这就是医学科普在实用性上的优势。但是，这个优势其实是有局限的：因为肿瘤患者不会去看肝病科普书，肝病患者也不会去看肿瘤科普书，遑论不生病的人。尽管他们都能看得懂，医学内容枯燥无味是问题的根源。

医学科普讲怎么治病固然重要，但治病终究是医生的事，患者知道一些，有利于配合治疗自然是好，其实人们更需要知道的是如何预防疾病。医学的根本目的是促进人的健康，《健康中国 2030》中也明确指出，要将工作的重点从治疗疾病转向促进健康，医学科普对此应该给予充分的关注。但是，传播此类医学知识的科普，如果不具有一定的趣味性，在如今快节奏生活条件下，则恐已难吸引民众的关注了。

医学科普文艺性的探索

医学关系人的生命健康，是一门严谨的学科。严谨的医学在普及给民众的过程中如何使其变得生动活泼起来是一件颇费思量的事，医学科普工作者对此做了许多有益的尝试，比如绘制大幅宣传图画张贴于闹市，这在以往的爱国卫生运动中起到良好的宣传鼓动作用；在杂志上，用漫画的形式批评不讲卫生的行为之类，亦起到良好的作用。当然，深入一些的医学科普，需要普及一定量知识的，上述形式则力所难及。多幅的连环画形式可能稍好，近年有几位年轻医师以"熊猫医生""二师兄"等漫画人物形象演绎医学内容，图文并茂，简洁明了，在青年群体中颇受好评。

曲艺为民众喜闻乐见的一种文艺形式，曾见用快板、相声等表演医学科学内容的，但终属少见，可能是医学内容的曲艺脚本创作不易之故。微博、微信等传播迅速，为适应快速阅读之需，所用文体亦新颖活泼，不过仍多为青年群体所乐见，其中一些涉及语言文字规范化的问题还有待磋商。

诗歌为文艺作品中之翘楚，亦有写科学诗者，不过多为表达诗人对于科学或对于科学家之崇敬之情，诗歌长于抒情，或有利于普及科学之精神。狭义的医学科普，在于说明原理，则非诗之所长，但仍有人探索，诚属不易。

20 世纪后期，世人从两次世界大战的伤痛中逐步清醒过来，痛定思痛，认识到科技的发展必须纳入人文的轨道，方能造福人群。在医学上，显著的标志是 70 年代美国哈佛大学教授恩格尔所提出的医学模式转换的话题：医学不应仅是生物学的模式,而应是生物—心理—社会的模式。确实,人有心理活动、人有社会生活,心理、社会的因素亦会影响健康,人一旦生病,医学亦必须从心理、社会层面给予全面的关注才能有良好的疗效。到了 90 年代,美国心理学教授卡容提出"叙事医学"的概念,首先应用于医学教育之中,培养医学生除了掌握生物学的医学内容之外,还要有倾听、叙述的能力,能了解患者的身心疾苦,表述病患的处境。换言之:将生物学的"病"植入真实世界中的"人"来理解,以促进医学生对患者全身心的关怀。

延伸阅读 ·····································

我们学的是医科,能写小说吗

开处方是要有医生执照的,写小说并不需要文学家执照,但是需要知识或阅历。写历史小说需要历史知识,写侦探小说需要刑侦知识。学医科的人有医学的知识,做临床医疗的每一天都生活在患者之中,深知他们的疾苦、他们的心态、他们的喜怒哀乐,用笔记录下来,加上通俗易懂的医学知识,便是构成医学小说的基本构件,所以学医的人可以写,而且有可能写好医学小说。

写小说不是作八股文,并无一定的程式,而且在写法上越与众不同越容易吸引读者。但是,也需要掌握一定的基本规律,如:首先选题要适合,你准备通过这个故事告诉读者什么医学知识需要明确。然后,确定故事的主人公,除非你想写成悬疑小说最后揭晓,宜早将主人公描写清楚:姓什名谁、多大年纪、是胖是瘦、穿件什么衣服、戴副什么眼镜、理个什么发型之类,以使读者有"画面感",有一个活生生的人进入了他的脑海,同样对环境、时间也必须加以描述,这样你的故事便有了展开的舞台。中国人喜欢大团圆的结尾,病治好了的收尾最好。收尾时可以让主人公发点与故事情节相关的感慨,当然应该是"正能量"的更好。比如治病一定要相信科学,信任医生;平时多关注些医学知识,遇到问题便可以从容对待了;只要早发现,积极治疗,谁说癌症不能治愈? 当然,也可以用其他形式结尾,比如"故事的主人公陷入沉思,怎么会这样的呢?"留下悬念,让读者去思考,等等。

近年来，叙事医学已拓展到临床实践中，从关注病，到关注患者。这恰好给了医学科普一个启示：讲疾病的医学之所以枯燥无味，是因为单纯的生物学医学所讲的细菌、病毒、癌细胞，它们只是无思想的"物"，自然枯燥无味。但生病是人，病是人的"事"，生了病的人必定会有相应的心理活动，喜怒忧思悲恐惊，"情"由心生。因此，若讲真实世界中的疾病，医学科普便有了人、有了物、有了事、有了情，有了人的体温，也必然就不枯燥了。

医学科普有了人、物、事、情，说起来便是故事，写下来便成了小说。把医学科普写成小说，应该是解决医学科普枯燥无味的办法之一。鲁迅先生不是说过了："如果写成科学小说……效果一定是很大的。"

医学小说，从拟人化到"真人化"

医学是离不开人的，医学科普自然也离不开写人。早年的医学科普作者常用"拟人化"的手法来写医学的内容，我国医学科普的鼻祖高士其先生就写过名为《菌儿自述》的名篇，让细菌说人话，作自我介绍，在当年很是让人耳目一新。此法至今仍有人沿用于写医学科普的内容，不过终觉是"拟人"，不及真人来得真实。

于是有了进步，真人出场了："王老伯最近经常觉得头晕，严重的时候甚至觉得天旋地转，恶心想吐。于是老伴陪他到了医院，医生说这是梅尼埃病。"

接着就是，梅尼埃病的病因有一二三四，治疗的方法五六七八……王老伯呢？他的老伴呢？不知哪里去了。王老伯的头晕好了没有呢？不知道。

其实，王老伯觉得天旋地转之时一定是有心理活动的：怕是高血压发作了、怕是中风了……老伴呢，更是急得手足无措。去看病时再写下去：幸亏接诊的医生仔细问诊，知道了王老伯最近"感冒"一直未好，又有副鼻窦炎和耳闭、耳鸣的症状，检查眼球有细颤、血压正常，无其他重要神经系统体征，估计应是副鼻窦炎引发迷路炎症所致，给予消炎镇静药物并耐心安慰、解释，王老伯了解原来耳朵里还有一个管理身体平衡的叫"迷路"的器官，它发炎了便会引起头晕，方才定心，服了药，过了两天果然是好了。

如果这样写故事不就完整了吗？"原来耳朵里还有一个管理身体平衡的叫迷路的器官，它发炎了便会引起头晕"，不就是我们要普及的医学知识嘛。

对这种常见病，如果写成：由于头晕严重，行动不便，王老伯只好去了社区卫生服务中心就诊，心里还有点担心社区的医生看得了他的病吗？谁知接诊的全科医生却是十分仔细地问了前因后果,做了仔细的体格检查……毛病好了,王老伯逢人便说:"有病先在社区看全科医生,的确方便群众啊。"那么,故事性便更强了,还顺带宣传了国家提倡的分级诊疗政策,岂不是一举两得,而且也生动活泼多了。

当然,这样写也许没有"病因一二三四,治疗五六七八"那么面面俱到、条理清楚。但需知科普的对象是民众,不是医科的学生。科普是应该强调实用性的,民众不需要学习眩晕症的鉴别诊断,但却应该了解感冒、副鼻窦炎也可以引发迷路炎症的。

科学幻想可以写成小说,实实在在的医疗实践,有人、有事、有情感,为什么不能写成小说呢?当然,将医学科普写成小说并非增强医学科普趣味性或是文艺性唯一的出路,诗歌、曲艺、戏剧、绘画、影视等各种文艺手段皆可探索、皆可利用。

本来,科普便是科学与文艺联姻的产物。(杨秉辉)

第四节 受欢迎的科普海报

海报,也称"招贴画",最早源自戏剧、电影等演出或比赛的招贴通告,是一种布满信息和具有传达作用的交流载体。在健康传播中,海报也是一种最经典、最常用的载体,虽然受到电视、广播、报纸、杂志、网络等新老媒体的挑战和竞争,却始终能占据一席之地,不断焕发新的生命力。

大尺寸的画面、强烈的视觉冲击力、卓越的创意,构成现代海报最主要特征。一方面,海报可以出现在室内、室外所有能够引起关注的场所,面向所有人群;另一方面,受众一般来说很少会驻足仔细观看,在目光扫过的时候就要使之获取所传递的信息,因此"第一印象"显得尤为重要。作为一种被广泛使用并且普遍适用的平面类健康传播材料,海报在创意、设计过程中既要兼顾功能性又要兼顾艺术性,在注重信息传达功能的同时也要注重独特风格的发展和富有创意的设计,好的海报拥有打动人心的力量。

科普海报在创意设计时,要遵循以下几点:明确海报设计的目标,海报是做给谁看的,想要传递的信息是什么,对受众的预期是什么;先由专业人员确定海报所要传达的核心信息点,再考虑如何运用设计的手法将核心信息点做精准的、艺术化的传达,将"科学"与"艺术"巧妙融合;突出主题,精简内容,对于任何可能影响主题的图片或文字务必"断舍离",确保清晰、准确、不冗杂;巧妙构思,在海报的设计上,构图要概括集中、形象要简练夸张、色彩要强烈鲜明,力求给受众留下深刻的"初印象",继而产生细读的愿望,最终将核心信息牢牢刻在脑中。

　　卓越的创意、强烈的视觉冲击、简明扼要的信息……有趣有料的海报,也是科普重要的形式,令人过目难忘。这里通过几类海报形式的展示,理解一下科普海报创意的特点。

"Give a hand to wildlife"系列公益海报

　　世界自然基金会(WWF)联合艺术家使用人体彩绘的方法,将斑马、鳄鱼、大象、老虎、巨嘴鸟、鹰等野生动物形象描绘在手上,既呼吁人们向那些濒临灭绝的动物伸出援手,又表达出野生动物的生命掌握在人类手中。或许,好广告不需要文字来做过多解释,"手"与"援手"将人类与动物紧密联系在一起,一经推出便成为经典。

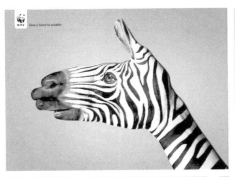
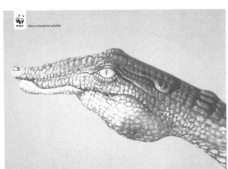
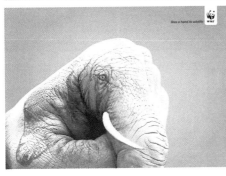
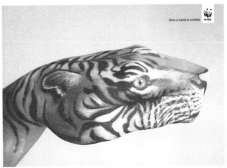

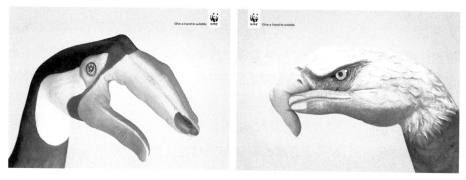

（注：本书插图原图为彩色，因印刷关系呈现为双色效果，特此说明）

"献血"系列海报

　　无偿献血是人与人之间无私友谊的纽带和桥梁，也是救死扶伤、助人为乐精神的集中体现。每年 6 月 14 日是世界献血者日，2015 年世界献血日全球主会场活动在中国上海举行，其间 30 余幅无偿献血宣传海报组成的文化长廊在人民广场地铁站换乘大厅亮相，海报设计以"献血，比你想象中更需要"为主题，将献血与电量之于手机、清水之于植物、毛线之于毛衣进行类比，构思巧妙、主题突出、画面精炼、色彩强烈，既吸睛又引人遐想，将献血的重要性在第一时间深深刻画在公众的脑海中。

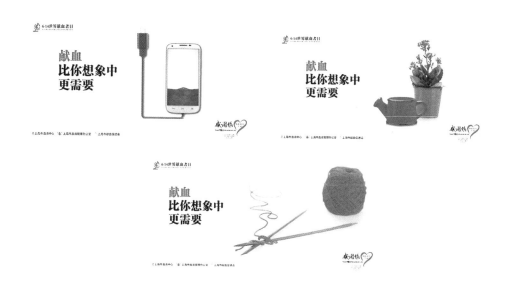

"爱国卫生"系列海报

　　源自 20 世纪 50 年代的爱国卫生运动是我国防控传染病的重要法宝，在防控鼠疫、血吸虫病、SARS 以及"新冠肺炎疫情"中发挥了重要的作用，作为一项政府牵头、多部门合作、全民参与的群众性卫生活动，之所以具有历久弥新的生命力，是因为它始终植根人民、依靠群众。2020 年上海市爱国卫生夏秋季和秋冬季海报通过交握、叠放在一起的手表达出人人参与、齐心协力、万众一心的理念，与爱国卫生精神充分契合，是否有种很给力的感觉？

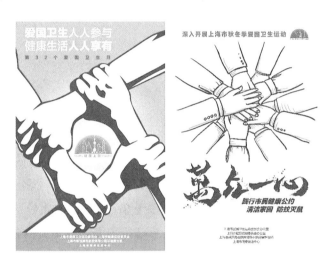

"吃饭新风尚　健康好习惯"系列海报

　　新冠肺炎疫情下，上海市民养成了更多健康好习惯：戴口罩、勤洗手、常通风……与此同时，还有一个重要细节必不可少：亲友聚餐、朋友聚会，你一筷我一勺，气氛有了，病毒、病菌乘虚而入的机会也来了。为此，上海市健康促进委员会、市精神文明办、市卫生健康委员会和市健康促进中心联合向全体市民发布使用公筷公勺倡议书，同时推出一组"吃饭新风尚，健康好习惯"海报。海报采用了淡雅的配色，将"＋""－""×""÷"的运算符号与"添加亲情""减少传染""幸福乘倍""祛除病毒"联系起来，浓郁的国风、暖心的提示、贴心的倡导，让"亲情友情不可少，防病除菌更重要"的观念深入人心，伴随着这套海报

出现在上海的各个餐饮场所,每一张餐桌上的公筷公勺也成为健康上海的新时尚!(李圆圆)

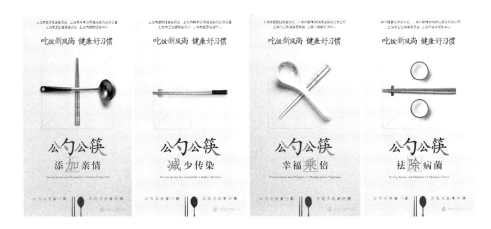

第五节　广播节目怎样讲科普

广播是以声音传播为主的传统媒体,具有传播速度快、传播范围广、收听便捷、受众广泛等特点,长期以来充分发挥着信息传播、社会服务、大众娱乐等的功能,推动着社会进步。20 世纪 90 年代初,随着直播访谈类节目的出现,一批以教育引导、沟通交流为显著特征的广播节目得到了社会的广泛认同,成为大众关注的热点并维持着高收听率,《名医坐堂》就是其中以健康教育为目的的医学科普类节目的代表。

医学是科学,具有很强的专业性;而医学科普就是要把那些陌生、冷僻的专业术语和深奥、晦涩的医学机制,用通俗易懂的方式给没有医学背景的普通大众讲明白,并且使之乐于接受,从而掌握维护健康、预防疾病的本领。就广播而言,做好医学科普节目,不妨借用一下中医判断人体健康的"三宝",也讲点"精""气""神"。

聊好天——为广播科普提"神"

在中医里,神就是神志,以一种无形的能量统帅着人的各种生命活动,通过这些活动能够体现人的健康状况。广播访谈类节目,说到底,就一个字——"聊"!在聊的过程中,可以体现医学科普节目的"神"。有些人会聊,聊得神采奕奕;而有些人聊着聊着就"聊死"了。当然,医学科普节目聊得好比较难。之所以聊得"没神",原因可能是多方面的,有些是来自嘉宾方面的。

● 表述"太专业"　有些嘉宾满口专业术语,有的是说惯了,有的是没有考虑到听众的"非医学背景"情况,有的是怕显示不出专业水平,以至于主持人根本接不上话。作为嘉宾,既要跟主持人(很可能是个"医学小白")聊,还得跟直拨热线上不同的听众聊,所以你首先得会说"人话"(专业水平再高,人家听不懂,要么是白说,要么人家干脆跟你"再见"了),得把那些专业、拗口的医学论述、专业术语转换(也是一种翻译)成既能让听众(哪怕是知识层次不高的最普通的大众)听得懂但又不失科学逻辑、专业水准的语言,然后才能聊得起来。聊的时候不妨用点技巧,譬如讲故事,结合具体的医案故事来说明临床应用;打比方,借用生活中的场景、逻辑来解释深奥的原理,等等。

● 思想包袱过重　有些嘉宾本来就不善言辞,再加上不是经常做直播,十分紧张;有些嘉宾做事认真,直播前的案头工作太过"充分",每个字都落笔在纸上,直播时尽顾着念准备好的"讲稿","没空搭理"主持人;还有些嘉宾说话"惜字如金",根本没得聊……其实,能够上广播节目的嘉宾一般都是术业有专攻的专家,所聊话题也是在其所擅长的领域范围内。理论上来说,只要做到"放松",敞开来聊,是可以聊得"有神"的。

● 说话语速过快　有些嘉宾非常能聊,但可能是职业习惯的原因,说话语速超级快。广播听众不同于面对面的患者,他们既看不到嘉宾的表情,也看不到嘉宾的肢体语言,嘉宾语速一快,他们可能就反应不过来,来不及接收和消化嘉宾所讲的内容,收听效果当然就好不了,科普的教育目的也就达不到了。

● 说话声音不清楚　常有这样两种情况:一种是嘉宾很斯文,直播聊天的时候总是轻声细语的;还有一种是嘉宾说话的时候声音习惯性地"压"在喉咙口。广播是通过声音来传播信息的,传送的声音不好,收听效果就会受影响。两种情况传送出去的声音都是弱小的、模糊的,受众听起来十分费劲,怎会感觉有"神"呢!所以,能聊得好、聊得"有神",除了会聊、语速适中,声音洪亮清晰也相当重要。在广播里讲科普,一定要明明白白大声"聊"起来。

选好题——为广播科普生"精"

精,是物质基础。中医书上广义的精,指的是人体的精气。而对于广播科普,选择合适的话题就是为节目生"精"。因为人们只有对话题感兴趣,才会听下去、听进去。广播的受众从耄耋老人到莘莘学子,从公司精英到居家主妇,遍布社会的各个年龄段和各个阶层,所以在选择话题时既要充分考虑"大众性",也要在特定时候顾及"精准性"。

● "借"题发挥 广播节目是要讲新闻性和时效性的,医学科普类的广播节目也不例外。当重大公共事件发生时、相关的医疗健康的政策出台时,医学科普类的广播节目就应该及时选择大众所关心的、迫切需要了解的话题内容来进行正面引导,以帮助大众了解政策、解除疑惑、从容应对。

随着大众健康意识的觉醒、对健康的需求越来越高,"有病治病,无病防病"的理念被越来越多的人所接受,听健康节目成为许多人的"刚需"。因此,发挥广播的教育引导功能,医疗健康节目既可以"什么时候说什么话",结合时令选择常见病、多发病防治的话题;也可以结合健康主题日,从相关疾病的不同角度切入来选择话题。

● "举"一反三 上海医疗界经常有一些新技术、新理念推出,有许多的"首发""首创";各家医院还经常会遇到一些相当有意思的医案故事。医学科普节目可以抓住这些"亮点",作为鲜活的话题,并结合相关疾病的知识点延伸进行科普宣传。

● "蹭"热度 广播的受众虽然来自不同的社会阶层,年龄差距也大,但是都不缺乏娱乐精神。来自影视剧或者明星艺人的资讯,或者其他的一些社会新闻,都特别能够吸引他们的眼球和耳朵,所以抓住相关的"点",蹭蹭新闻事件的热度,这样的选题是相当讨巧的。

● 因人(事)"设"题 有时候为了配合某项活动或者某个群体的宣传,可以根据具体的事情和人员的情况策划"定制"选题,可以是一档节目的选题,也可以是一个大选题系列下的若干小选题。

● 做"有心"人 我们每天都可能听说一些与医学、健康相关的资讯,有些是正确的,有些纯属无稽之谈,也有些是"貌似有道理"。我们可以从中选择一些大众普遍关心的、有代表性的"点"拎出来,作为话题进行讨论、纠错。这类话题比较接地气,更适用于偏休闲的聊天节目。

讲好"故事"——为广播科普运"气"

中医认为，气是生命活动的原动力。广播作为正宗的传统媒体，在如今新媒体遍地开花、自由绽放的大环境下，确实显得有点"老"了；但"老"有"老"的"底气"，做些"微整"，依然可以拥有"年轻态"。

● 用活资源求"新"　所谓求"新"，指的是形式上的创新。《名医坐堂》29岁了，从专家主持人（《名医坐堂》开播之初是由杨秉辉教授等四位专家轮值主持的，后来因为主持人管理的相关规定，才有了电台专职的《名医坐堂》主持人）与嘉宾的访谈，到电台主持人与嘉宾的访谈；无论是直播访谈，还是录播访谈，像这样的专题节目，一直以来都是中规中矩地在安静的演播室里完成的。"老"广播想要"年轻态"，必须推陈出新，另辟蹊径。所以，能够"破墙"，就是创新。每个人都有自己的爱好、特长、资源，整合起来贴上标签，就是创新。只要适合广播、达到科普的目的，只要大众（哪怕只有一部分）接受，就是为广播的医学科普赋能、助力。

● 延伸拓展求"异"　所谓求"异"，指的是内容上的"人无我有，人有我优（深）"。医学科普话题很多是老生常谈，不少时候则是众媒体的"共同功课"。这时候就需要求"异"，求"异"方能讲出新意，做出医学科普的精度和深度，"老"广播理应与众不同。面对同样的话题，换个视角是求"异"；而对基础信息进行"点"和"面"或者横向和纵向的延伸拓展，使其内涵更加丰富、更加扎实，

阅读延伸

"董主任和他邻居祝小妹的健康话题"栏目

这是上海《名医坐堂》节目的一个特色栏目，首个以沪语为主的"情景式"的广播健康科普栏目。通过上海中医药大学附属中医医院心内科董耀荣主任医师和祝小妹两个（或其他多个）真实人物之间的谈话聊天，把老百姓日常生活中时常碰到却又困惑不解，或者"想当然"的健康误区讲解清楚。话题场景是某小区的会所，节目录制完全"现场化"。董主任知识丰富、语言亲民，和"祝小妹"组合，"上海味道"十足。作为一种广播科普形式的新探索，2019年8月底开播以来，社会反响良好。

这样的科普应该更有深度，也更有价值。

医学是科学，医学科普坚持专业性是没错的，但同时也需要讲温度。专家状态积极，说话有激情、富有感染力，往往更容易把听众带入到节目中。交流互动多了，节目就"活"了。"精""气""神"相互滋养、相互助长，是人生命存亡的根本，也是广播讲好医学科普的法宝。（祝　颖）

第六节　这样出镜才出彩

专家开展科普工作，面对镜头的机会越来越多。有的专家出镜次数不多，但是"观众缘"特别好，大家都爱看他的科普节目。有的专家甚至产生了明星效应，出诊时一号难求，走到哪里都有热情百姓围着求医问药、合影留念。有意思的是，时常会遇到"看病厉害"的大专家，出镜的效果并不一定和他在业界的地位成正比，甚至还比不上资历比较浅的年轻医生或者普通的医务工作者。而一些年轻的医生做科普非常热情，在镜头前的表现也非常积极，但是也并不一定能收获观众的"芳心"。精彩的出镜效果到底是怎么产生的？除了专家的专业能力外，还必须具备哪些要素？

形象要有"造型"思维

也许专家会认为，我又不是明星，作为一个专业人士上镜需要搞得"花里胡哨"吗？答案是：不需要花哨，但需要有"造型"思维。形象是受众在完全不了解你的前提下形成的第一印象，由此而产生的"人设心理定位"。

● 形象的第一个维度是"妆、发、服"　有些专家夏天穿着 T 恤就来录像，也有些冬天穿着讲不清颜色和花色的"爷叔"牌毛衣来出境，还有些穿着非常隆重。专家们都是凭实力"吃饭的"，哪里会相信外在形象会影响别人对他们的专业能力和信任感的判断，而在媒体镜头前，这样的穿着打扮还真的不符合观众对于"专家"这个身份的视觉认同感。

专家出镜最基本的要求是发型整洁，衣服必须带领子，尽量不穿纯白或黑色。大多数的时候专家以坐着的姿态出镜，一般的景别以中景和近景为多，因此上半身的形象尤为重要。现在的拍摄都已经进入高清时代，近景的时候真的可以把齿间菜叶、肩上头皮屑等细节拍得一清二楚。而这些不拘小节的尴尬在拍摄中经常碰到，因此专家在出镜前一定要养成照一下镜子、检查一下仪容细节的习惯。建议专家出镜的服装选择即使不是西装革履，至少也得是熨烫硬挺的衬衫，纯色为佳，最好是"挺刮"的面料，非常适合出镜时的精神面貌，也要避免细条纹或小格子的花纹引起的"频闪"之类的技术问题。不建议选择纯白和纯黑，主要是因为前者容易引起曝光过度使得脸部变黑，后者容易吸光使整个画面暗沉不好看。容易出汗或者出油的专家应该养成随身备着纸巾或手绢的习惯，因为一旦节目开始录制不会经常停机补妆，而满头的汗或满脸的油会非常影响专家出镜的形象。

● 形象第二个维度是"姿态"　曾经有一期节目中，一位专家坐的是高脚凳，凳子调得比较高，专家坐上去后也没有自行调整放低高度，而是把两只脚同时搁在了脚蹬上，人也没有坐直。这是一个他感觉挺舒服的坐姿，但是所有拍到他的镜头让人关注到的都是佝偻的身姿和搁在大腿上的肚子。可想而知，当这样的形象谈论"健康"话题造成的效果只能成为"笑果"。另外，有时节目会在现场设置中式的圈椅，专家为了坐着舒适把双脚搁在椅子下的踏脚上，或者往后靠在背圈上，也非常影响专家镜头前的姿态。其实，中式圈椅的坐姿是有礼仪规矩的，必须双脚着地正襟危坐，任何的肢体松懈就会显得特别的不"正"。专家出镜时"站、坐、行"最忌讳弓背、塌腰、叉腿，出镜时所有有靠背的椅子和沙发都不是为了坐时更舒服而设置的，一旦发现自己的坐姿和站姿正处于特别舒适的状态，那就得提高警惕了！

● 形象第三个维度是"契合"　出镜的专家形象"打造对"是最重要的！中医还是西医？今天出镜主要是接受访问还是有动态展示？参加的节目是什么舞台背景、主色调如何、其他嘉宾是谁、节目是什么调性和风格等，这些问题需要专家前期要有一定的了解，这样才能选择最合适的服装，准备最对路的内容以及做好心理、情绪的准备。比如，东方卫视海派中医传承人深度访谈季播项目《听·传人说》中，我们把布景设计成了民国风的客堂间和传统老药堂，要求所有的主持人和参与节目的专家都以中装亮相。而大型医院院长深度访谈季播项目《听·院长说》是走高端风格，所以来的所有嘉宾必须是正装。《明星听诊会》是最受老百姓欢迎的寓教于乐的健康综艺节目，经常会有动态的环节，专家们就需要根据自己在每期节目内容呈现的风格不同而变化。比如，中医类的道家养生运动,专家穿着中式的练功服就很契合,如果有运动教学的板块,穿着西裤皮鞋就完全动不起来!健康料理版块需要下厨,营养科的专家要准备适合穿戴厨房围兜的服装,并且要注意手部指甲的修剪、清洁,不能涂指甲油和佩戴首饰。对于女性专家,我们不建议在出镜时戴过多或过于夸张、耀眼的饰品,优雅、大方是最安全的风格。

讲述要有讲故事的能力

所有要出镜的专家都应花点时间训练自己讲故事的能力,也就是语言的组织能力,表述时的可听性以及同一件事情的多形态表达方式。在这个世界上,人与人之间语言、年龄、学识等都可能不同,但是喜欢听故事基本属于共性。讲道理不如讲故事,把知识、理念埋在故事里说出来会有事半功倍的好效果。

《36.7℃》有一个季播系列《等待你归来》很受欢迎,这是一个以讲述真实医案故事为载体的科普节目。每一位出镜的专家要承担三个任务:讲明白他经手的一个医案、和医案主角对话、与现场近百位观众科普互动。张文宏医生参与过这个节目,当时他在业界很有权威,但在百姓中还没有像现在这样的高知名度。他讲述的是华山医院感染科 71 小时全球接力救援一位罕见寄生虫感染的患者故事,我们称之为"医疗界的战狼故事"。这个故事其实挺复杂,很容易讲得啰唆和出现很多专业生僻词,但是张主任的讲述精准、简洁、有重点。感染源是非洲布氏锥形虫,这种虫分很多型,对于普通人来说完全记不住。张主任一开场就用西游记中孙悟空在天宫偷蟠桃的故事切入,抓住锥虫感染后的最主要的表现症状"昏睡",生动地把它和孙悟空变出的迷昏守桃仙女的"瞌睡虫"相类比,一下子吸引了观众的注意力。张主任还很擅长用设问句,他仿佛会读心术,一步步把观众疑惑的问题层层递进地提出来,然后给出深入浅出的答案。他还擅长描述和举例,比如这个昏睡病到底有多可怕?他从医生接诊时的场景开始讲述,从患者每隔十分钟昏睡一次,恶化到说一句话就要昏睡一次。因为张医生的语言非常朴实、接地气,枯燥的医疗过程居然让大家听出了生动有趣的感觉。同时,他还不忘和现场观众幽默互动,因为患者是去非洲打工时被感染上的,所以他对现场越听越紧张的观众说:"各位放心,要是你们不想去非洲赚钱那问题不会太大,因为中国是没有这种虫子的!"在整个科普过程中,没有大段的学术理论、没有过多的专业生僻词汇、没有职业和道德上的拔高、没有情绪上的煽情。有的是故事的可看性、知识的趣味性、学术与生活的实例关系,甚至生命、医学、金钱、打工人等民生话题的真实探讨。无论是感染科还是故事中的疑难杂症,对于普通观众来说都是生活中离得很远的领域,它不像一些慢性病发病率高,作为科普主题有先天的优势。这个案例对其他专家的最大启示是,没有观众不爱看的科普内容,只有观众不爱看的科普表达方式。

怎么叫"说听得懂的话"

专家讲得兴致高昂,但喜欢看的人少,就属于"低效传播"。那如何创造出高效传播呢?只有一个办法——讲老百姓听得懂的话。医学科普只有医学界点赞那不是真正的成功,只有破圈走入百姓世界才算真正的成功!因此,这就需要专家们做很多研究工作。

● 老百姓关心什么 没有生活,只有工作和学术的专家是做不好科普的。《36.7℃》有一个季播项目《听·食物说》,是沪上各大医院营养科主任的行业"比武大赛",既比专业技能又比健康美食的制作,冠军由观众投票产生。结果是说得好但不太会做菜,或者做菜手艺一般的主任们,都没有获得观众太多的票数支持,说明一个不会做菜、不懂美食的营养科医生很难让百姓有共鸣,反而会更坚定他们错误的认知:"健康的东西不好吃,好吃的东西不健康!"又比如,这次新冠肺炎疫情对于所有做科普的专家都是一次考验。百姓关注的是新冠病毒,但又不仅仅是新冠病毒。优秀的科普专家应该有较强的学科交叉能力,要懂病毒、防疫、慢病、营养等医学常识,更要懂政策、心理和生活。只有真正理解百姓的日常生活和真实的所思所忧,才能找到合适的方式和正确的方向进行有效的科普宣传。

● 专业术语如何转化 解构专业术语其实是很有难度。曾在节目中问8位观众知道"碳水化合物"食物的请举手,结果无人举手,其中还有很多至少参与节目好几年的老观众。这个"碳水化合物"的概念至少在节目中提过100多次,但是它完全不属于老百姓的日常用语,因此真的能说清楚的人并没有我们以为的那么多。当专家习惯性地用他熟悉的专业名词"碳水化合物"在做科普的时候,他以为他讲得很明白,其实观众很可能从头到尾也没明白他讲的到底是什么。

有时和专家探讨这类问题时他们往往表现出不可思议,他们觉得这已经是最浅显的知识了,怎么连这个还需要解释？其实这就是"知识壁垒",每个行业都是如同平行世界般的存在,就如同文科生听过"微积分",但可能完全不知道它是什么;烧了一辈子饭菜的家庭主妇也回答不出味精的化学成分为谷氨酸钠。对专家来说,最佳的方式应该事先就有意识地准备好打破"知识壁垒"的话术,因为从收视角度来说,受众10秒钟处于听不懂的状态可能就已经调台。无论是长视频还是短视频,无论是传统媒体还是新媒体,这个时代人们观看时的注意力和耐心都极其短暂。做科普的专家在准备出镜前都要问问自己,如果遇到个完全不懂医学甚至是初中文化程度的60多岁的老太太,我今天讲的东西她能听懂吗？又比如,内分泌科的专家在讲到糖尿病的饮食控制习惯于用"克""大卡"这些计量单位来表述食物的重量和能量。但实际上自古以来中国人的饮食多少都是个模糊概念,比如烧菜时加盐都是少许或差不多这样的概念,没法精确表达。因此,专家说"可以吃多少克碳水化合物"基本是个无效信息,但如果改说"6个馄饨""像便利店三角饭团大小的白米饭"等更具体形象生活化的语言,就是有效信息,通俗易懂才易传播。

• **如何在电视上做科普** 要解决这个问题,首先要了解谁在看？电视是个大众媒体,它面对的就是普罗大众。医学科普类节目的受众分为未受过专业教育类人群和专业人士,也就是普通百姓和同行。有意思的是,媒体人比较看重百姓的反馈,而专家们往往比较看重同行的评论。信息茧房效应会出现两种现象,有些只追求收视率或广告效益的节目就会放弃对医学健康类节目质量、底线的坚守,开始以"标题党""搏眼球"为卖点,甚至找来一些巧舌如簧的"假专家";而真专家们为了体现自身的专业性,容易越讲越深奥,话术中一堆专业名词和英语缩写,或者因为谨慎,解释一个问题时会连带出10种可能性和无数种不确定性,最后成功把自己和观众都绕晕了。专家科普时最忌讳一味求全,在电视节目的短短几十分钟里不可能把一个疾病讲得面面俱到。既然是科普,首先要解决的就是突出问题和共性问题。观众最怕听到的是:这个问题有可能是这样,也有可能是那样,还有可能其他样,到底是怎样,要分10个方面来阐述……归根到底这是在镜头前的自信问题,自信来源于专业、经验、逻辑和日常语言能力的训练。另外,尽量避免出现英语缩写,因为99%的百姓听不懂。

学会交流，而不是一个人独自长篇大论。比如，当解答一个问题时，专家独自阐述超过 3 分钟就有冗长的嫌疑。破解的方法之一是精炼语言。平时有意识地训练自己扩句和缩句的能力。拥有这两个能力的专家能根据不同的情况选择"言简意赅"或"以小见大"。二是学会向现场的主持人或观众提问、互动的科普方法。永远要谨记，科普是有对象的交流活动，而不是独角戏。即使专家独自一人面对镜头现场没有旁人，也不能忘记这个原则，因为镜头外收看的观众也是你的交流对象，优秀的科普专家都有一双观察生活的敏锐的眼睛，因此他们善于讲故事、能共情并且幽默。

最后，送大家作为"老"电视人的经验：谁看电视都不仅仅是为了受教育，而是为了找共鸣！（周　瑾）

第七节　"三个关键点"玩转新媒体

在这样一个人人不离手机的"线上"时代，用新媒体的方式进行医学科普是很多人非常喜欢的形式。但是，我们不能仅仅将新媒体当成承载科普内容的一种形式——将原来写在杂志上、报纸上或者是图书里的文字拿出来直接复制、粘贴到网上，而是要在充分认识新媒体特点的基础上开展专门的写作，从而创作出在新媒体领域影响力巨大的科普文章。

传播学者施拉姆（Wilbur Schramm）曾经说过，我们用发声器官在说话，却以整个身体在交谈。新媒体的传播也是如此。打一个不恰当的比方，新媒体就像一张巨大的神经网络，在传递信息的同时，它本身也是信息的一部分，因此，在新媒体上创作医学科普内容时就需要对新媒体有一个全新的认识。此外，如果科普内容是在传统媒体上呈现，作者仅仅是一个内容提供者，不需要自己编辑、排版、制作、宣发、直接面对读者……但是，在新媒体发布情况则有所不同，作者至少需要有一个作为包揽所有流程的"产品经理"的思维（并不一定亲自操作，但是需要对于所有流程有清晰的认识），对于作者的能力要求提高了（不得不承认，技术的进步也带来了人类的更加忙碌），随之而来的益处是，新媒体科普作者更容易从幕后走到台前，在一个更大的"舞台"上展现才华。

在新媒体的世界里,科普呈现的不仅仅是文字,还包括了图片、表情包等各种视觉呈现方式,甚至是音频、视频(直播)等,因此称之为"产品"更为恰当一些。

给产品赋予个性

医学生至少含辛茹苦十年学习和兢兢业业十年以上的实践才有可能成为一名有建树的专业人士。这样的专家在写文章的时候,一方面比较容易写成外行看不懂的论文体,另一方面容易让文章给人看起来有"我是专家"的感觉,给人的感觉就是距离感,这是因积累、训练等建立起来的专业人士和非专业人士之间的一堵"围墙",但是很多专家自己感觉不到,这恰恰是专业人士应该给人的感觉。

这样的距离感在一个封闭的、特定的圈子里是理所应当的,就像法庭上遇到律师,画展上遇到艺术家,他们说的每个字你都认识,连起来理解却很费劲。但是没问题,只要医生消除了病痛,律师争取了权利,艺术家让人获得了美的享受,大家都会对于这种距离感表示尊重和理解。这种有距离感的文章在传统媒体上发表一般也是没有问题的,因为传统媒体,尤其是专门的医学类传统媒体,受众都是相对封闭和固定的,我们称之为专业读者(或特殊兴趣普通读者)。有距离感的文章就算不被理解也影响不了什么,因为传统媒体并不依靠或者说没有办法依靠阅读量来计算文章的影响力。

这样的状况到了新媒体就完全不同了,如果把传统媒体看成是买票看戏的庙堂,那么新媒体就像是街头卖艺的摊贩(没有贬义),是一个没有"围墙"的、零门槛的大舞台,基本免费,来的都是客,全凭嘴一张。只要你有手机,就能阅读。另外,新媒体文章的阅读量是实时计算的。对于医学科普文章来说,只有传播广泛了,才能挤占谣言的空间。如果一篇科普文章的影响力(如阅读/转发量)比不上谣言,那么在新媒体的世界中其实是输了。

为了避免医生与生俱来的专业气质在新媒体中带来的和读者之间的距离感,医学科普作者需要有共情力。在你积极地想要和读者"共情"的时候,你至少走在了新媒体的路上,在新媒体发布的科普文章就成功了一半。

怎样使用共情力呢?情感很难具象化和量化,作者也没有可能照顾到每个人的感受。一个简单的方法是,先赋予文章以独特的个性,让文章借由个性获得的生命力,和读者产生情感上的连接,而不仅仅是枯燥的知识传递。当人的特点被赋予无生命的文章,随着越来越多的人代入主观感受去阅读,拟人化的文章会和读者建立非常复杂的关系。因此,首先要确定文章想要呈现给这个互联网世界的情感特征。文章呈现的个性可以是勤奋的、"中二"的、幽默的、现代酷炫的、传统古风的、大大咧咧的、锱铢必较的……

　　读者会喜欢阅读和转发一篇文章不仅仅因为它是正确的、是权威的,更因为它能够给自身带来的某种感觉和引起的某些情绪。比如,同样是写一篇抽烟有害健康的科普,在阅读你的文章之后,会给一位烟民或者是非烟民有什么不同的感受? 当你从受众角度,认真去考虑这种感受的时候,一篇新媒体属性的科普文章就呼之欲出了。这种用给内容赋予个性而和受众产生共情的方法,在直播中会因为作者本人的直接讲述而更加凸显,这也是为什么视频直播的传播量会比微信文字的传播量大很多的原因。还有什么比直接看到一个人的嬉笑怒骂、语重心长更能直接体会到强烈感情的方法呢?

花一半的时间用来想标题

　　传统媒体的阅读模式是私人化的,一个人、一本书,记在心里,或者抄在本子上;一家人,一台电视,亲戚朋友聊聊相关的话题……而新媒体的阅读模式是分享式的狂欢,觉得好就转发出去,不仅是熟人分享,是病毒传染式的分享,并且从这种分享中得到更多的快乐和认同感。在新媒体的世界里,重要的已不再是你是否阅读过某个文章,而只是通过转发分享,你前一秒看过的成为别人这一秒看到的,这种感受才是最重要的。

　　但是,无论你投入多少精力,调动多少知识储备和经验值,在这样一个信息爆炸的时代里,想要留住读者的目光并不容易。无数网民在互联网的世界里接触到无数的信息,能够打开某一个新媒体产品并且全文阅读变成了概率很小的事件。所有奋笔疾书的精彩内容都要依靠一个动作——"点击打开"来呈现,而文章标题是决定读者是否打开的"钥匙",是新媒体产品给到潜在读者的第一印象,担当着促使潜在读者打开内容的重任。医学科普的性质决定了标题不可能非常有社会轰动性,不可能耸人听闻,不可能成为纯粹博眼球的标题党,所以起医学科普文章的标题是非常难的。

　　那么,怎样才能起好医学科普文章的标题? 答案就是:花更多的时间在选择标题上;不要把读者想象成患者;和读者产生情感连接点。

真正的患者会到医院寻求帮助,把文章发到互联网上就意味着"破圈"的开始,所有人都能够参与对于文章的阅读和评价。无论从治病救人的原则,还是从新媒体的规律来看,任何一篇医学科普文章的阅读对象都不应该仅仅是患者,而应该是最普遍的人群。因此,标题的选择需要引起普遍人群的关心。比如,我们在策划和癌症相关科普的时候,并没有选择一个类似于《得了癌症怎么办》《遇到癌症别紧张,请注意以下×点》《××癌症的筛查和术后随访》之类的标题,而是选择了这样的标题——《癌细胞的坦白书:"我"不是一下子变坏的》。

这种标题和其他标题相比,第一个区别是,针对的阅读人群不是癌症患者,而是普通人。这样的文章落脚于"治未病",社会意义更大一些。第二个区别是,我们赋予了癌细胞"坏小孩"的个性,有种"情非得已"的感觉可以成功引起读者的阅读兴趣,并且代入自己的生命体验,从而在阅读文章的过程中感同身受,获取相关知识。

尊重每一个留言

医学与其他科学学科不同。医学包含了对于疾病和机体关系的认知,但它不仅是认知,还需要对于生命进行诊断和治疗,是一个需要上手的技术问题;而这种操作总是在一定的环境下进行的,有地理地域环境、风俗文化环境,也有政策环境,可能面对资源有限、信息不对称、观念碰撞的问题,也可能时间非常紧迫,因此,医学和人文也息息相关。

如果把医学科普放在如上维度进行思考的时候,可能每个作者都要考虑自己的科普是否能够顾忌到这三个层次。医学理论层面无懈可击了,那么治疗操作的技术层面会遇到什么?治疗操作的方法权威正确了,那么面对互联网上无数的个体可能会交织出什么不同的人文感受?

如果在传统媒体发布医学科普作品,根据不同的媒体属性,作者可以选择不同的写作侧重点,科学观点的阐释、技术层面的答疑解惑等都可以,但是在新媒体的世界里,读者是开放的、流动的,有可能是对于某类疾病感兴趣的患者或者家属,而更大的阅读人群是还没有经历过某类疾病的普通人。他们不精通医学里的科学问题、技术问题,但是对于人文的部分,却可能引起强烈共鸣。例如,很多文章会列举熬夜的坏处,从科学到技术层面都可以讲得非常到位,但是那些在一线城市不得不长期熬夜加班的人群怎么办? 如果从人文角度去考虑熬夜的选题,通常会得到更多的共鸣,对现实也有更多的指导意义。

建议医学科普作者需要更多考虑产品的人文性,而增加新媒体产品人文性需要具备互动力,最为简便的方法就是通过每次发布之后阅读每一条留言,并且保持和读者留言互动。

持续与读者互动并不是一件小事。愿意为你的文章花时间留言的人,肯定是能够从你的文章得到了强烈的感情/知识共鸣的人群,他们愿意花几十秒给作品留言,不论是表扬还是批评,都是非常看重这篇文章的行为。情感中的爱和恨,使用相同的神经通路,对于某个新媒体产品的喜爱和痛恨可能来自同一类人,爱恨交织有着生理学的基础。因此,请科普作者抱着宽容和理解的心情认真阅读每一个留言,就像是阅读每一个支持你的人的选票。

作者从留言等反馈数据中不仅可以发现用户喜好,并且可以通过这些留言进行最为直接的数据分析。你会惊讶地发现,通过阅读后台的数据——文章发布之后用户关注人数/取关人数有不同寻常的变动、文章被分享/被收藏的次数……作者可以通过一次次的发布不断优化自己,就像是一份份市场调研问卷促进产品更新升级一样,真正去了解你的读者,为他们服务,才能创作出一个多赢的产品。阅读留言还会有额外的收获,就是扩展你的内容。因为在新媒体的世界里,用户既是读者也是内容生产者,在平台上大量的交互行文也变成了某个新媒体产品不可或缺的一部分。在新媒体的阅读经验中,很多人会说一句"看留言"。

在新媒体的"丛林"里,前浪逐后浪,新秀辈出,淘汰率很高。新媒体作者需要学习猎豹的生存法则——奔跑中不断改变方向。如果猎豹只有一个两点一线的规划,那么追逐猎物的过程中,它每一步都是错的,只有根据猎物的方向不停地修正步伐,才能最终到达目标。新媒体创作也是一样,这种重要的能力就是适应变化的能力,而变化的最初,可以从读者留言里感受到。

总之,新媒体世界里的医学科普和在医疗机构的救死扶伤一样,都在做着和人相关的事情。从未谋面的读者究竟需要什么,渴望什么……是每一个从事医学科普的作者需要常常思考的问题。显而易见的是,大部分人都是希望尽最小的努力保持健康,但也只有医生知道,一个人想要管理好自己的身体,通常需要付出难以想象的努力。这就是为什么医学科普的事业任重而道远，需要和很多看起来能够"轻而易举"达到目的而被大众追捧的"谣言"矢志不渝的斗争的意义。（景　雯）

第八节　"互联网＋医学科普"的选择

随着互联网技术的飞速发展，"所有的行业都值得重塑一遍"已经成为人们的共识。医学领域也不例外，尤其是在"健康中国"国家战略的大背景下，"互联网＋医学科普"作为一种新兴科普宣传模式，越来越为社会各界所关注。

一方面，随着人们对于权威医疗知识的渴求与日俱增，网络日渐成为用户寻医问药的重要渠道。据企鹅智库报告统计，目前我国包含微博、抖音、微信等载体在内的与健康相关的健康自媒体达 4 万多个、周阅读量逾百万、全网日医疗信息搜索超 6 000 万。另一方面，在相关政策以及各级医疗机构、学协会组织等积极的推动下，医学科普的大环境日趋成熟。比如，《健康中国行动（2019—2030 年）》就提出"医务人员掌握与岗位相适应的健康科普知识，并在诊疗过程中主动提供健康指导"这一倡导性指标。又比如，2020 年 9 月，健康中国行动推进委员会办公室发布《关于印发推进实施健康中国行动 2020 年工作计划的通知》，进一步对"健康知识普及行动"做出部署，强调将持续鼓励和支持医生做科普，并要求制定相应绩效考核机制。

然而，对于专业的医药卫生工作者来说，在投身科普宣传上要做到分配好时间、把握住平衡并非易事。是自建新媒体平台还是"搭船出海"、跨界合作，在互联网技术飞速发展的今天，是需要面对的现实问题。

科普专业能力的考量

做微信公众号、开抖音账号等，打造自己的 IP，为用户答疑解惑，是不少"网红专家""大 V 医生"做科普的成功之路。但实践证明，"左手柳叶刀，右手科普文"，少有人能做到做好。

纵观那些在科普方面做出成绩者，大多表现出很强的自身综合能力，堪称"铁人"。他们时刻留心社会公众的关注点，再动足脑筋把专业知识的趣味性和独特性创作出来,基本把能利用的零打碎敲的时间都花在科普创作、用户维护等工作上,最终才"滴水穿石",在科普新媒体领域占一席之地。此外,大多数"网红大咖专家"的背后,往往有一个综合能力较强的团队。

比如,公众号"兰世亭"的创始人——中山大学附属第一医院主任医师、教授马晋平,从 2014 年开号至今,发表文章逾 1 900 篇,总浏览量突破 1.3 亿,粉丝数高达 50 万,并被授予"第二届广东十大科学传播达人"称号。除了热爱和坚持之外,之所以能取得如此显著的成绩,关键原因在于,他最初就组建起一支科普团队来帮他运营这一公众号,且团队成员均是他的学生(在读研究生),如此才能确保定期开选题会,筛选、创作不少大众关注的题材,做到每日更新。但并不是所有的医药工作者都有马教授这样的条件,尤其是随着互联网技术快速发展,用户对科普知识的需求日新月异,将自己掌握的医学知识准确无误地传达给网上的患者和公众,对于医生的要求之高绝不亚于临床。

首先,要做好医学科普,和做科研一样,需要建立一套科学的体系和方法。先要调查分析,锁定精准人群,还要有预演、评价、反馈和统计学研究等。一般一篇有质量的健康科普文章,从确立主题到写出稿子,2 000 字左右的科普文章需要近 4 周时间来撰文、修改和审阅。

其次,要想做好科普内容工作,需要掌握一定的新闻写作基础,并拥有一定的人文视角与医学史等知识储备。这样创作出来的科普文才不是冷冰冰的知识,而是能持续赋予用户温暖感,帮助他们认识疾病、走出困境。

再次,科普形式多样,载体多变,需要有较高的创作能力以及与时俱进的学习能力。只有围绕介质特征去创作内容,并在受众导向的前提下进行效果引导、探索提升,才能达到预期目标。面对医学科普同质化问题,如何创作出与众不同的作品?是绘声绘色的视频?是幽默诙谐的漫画?还是叩击心灵的软文?无论何种形式,没有自己鲜明的特色,必然会被淹没在成千上万的媒介中。

此外,一位成熟的医学科普工作者,甚至还需要借用数据的力量,准确地找到医学科普的受众在哪儿,用户在关注哪些疾病,这样才能把那些内容准确推送给目标受众。

所以,许多自建平台进行医学科普工作专业人士普遍的感受是:困难太多,精力不济,虎头蛇尾,从开局就显示了败局已定。开始时万丈雄心,大包大揽，三个月之后，原创作品更新的频率大幅度降低，内容表现的形式与质量也有所滑坡，甚至开始转载别人的内容，这对于自建平台的科普工作者来说，是个不小的打击。

新媒体公司的运营

我们不妨看一下，自媒体公司或团队是如何操作与运营的？

一般负责内容策划的小组人员会开选题会，把各自挖掘的选题集中在一起，然后挑选出优质选题，在确定选题的过程中，也会参考公众号统计数据。当确定选题后，他们会把选题给到医生，请医生围绕该选题撰写科普文章。当医生完成初稿撰写后，会有专门的编辑把科普文"翻译"一遍，这里的"翻译"，是指把医生所使用的一些专业术语转化成普通大众能够轻易理解的内容，或者把一个要点用比拟的方式说明，有时候还要绘出图形帮助理解。

新媒体编辑的工作是把"一本正经"的科普文编辑成简单易懂、风趣幽默的互联网语言风格内容。这些专门从事互联网新媒体的编辑人员往往年纪较轻，是互联网的"原住民"，熟悉年轻人的语言风格，编辑后的内容也更适合普通人的阅读习惯。当然，他们中的大多数人并不具备医学知识，在把医学专业知识"浅化"的时候容易出错，为了保证编辑后的内容不出纰漏，编辑后的内容还会给医生再次审核，以尽量保证科普内容的准确性。

可以看出，专业的自媒体团队可以帮助医学科普内容创作者节省很多时间，但事实上远不止于此。比如，一篇文章，撰稿、编辑、核对后还需要网络编排，如何把单纯的文字排版成一篇赏心悦目的文章？这时候需有专业的美编人员参与，美编人员背后更是有一个设计团队，提供精美的图片、定制的实例说明等。有时候为了符合大众阅读习惯，甚至是把全篇文章都做成漫画的形式。如果是把科普内容制作成短视频形式，则还有专门的编导、导演、摄影师等，有时还需要搭一些简单的场景，找合适的人表演，拍摄出素材后，有专门的剪辑师进行后期加工，也还有其他技术人员进行配合制作。

运营方面也有多种模式。比如，一篇指导如何呵护新生儿娇嫩的肌肤文章，在文末设置一些抽奖活动，吸引更多的人进行内容分享。再比如，与品牌合作，免费提供产品给读者试用，只要阅读文章并互动就有机会获取试用机会。通过各种策划好的活动，来增加受众的黏性，也让科普内容得到更为广泛的传播。

跨界借力的路径选择

医药工作者要充分发挥科普宣教的潜力与自身价值,学会借力是一个路径选择。一方面社会各界如政府、学会等建设了各种媒体平台,作为医药工作者若能和这些平台合作,参与建设医学科普的"中央厨房",专业优势得到充分发挥,内容体系化和传播持续化有很大保证;另一方面,腾讯、京东等互联网公司借助自身优势,为医学科普合作与传播提供一种跨界借力方式。比如,腾讯医典已经与全国上百家知名医院和 1 000 多位权威专家建立合作,覆盖病种

延伸阅读

做新媒体该注意什么

1. 多方布局,建立自媒体矩阵:近年来,随着移动互联网的快速普及,微博、微信公众号、头条号、视频号等各种媒体介质不断融合发展,要想在内容上花费的时间和精力迅速得到最大转化,应在不同的平台发声,多方布局,建立自媒体矩阵。

2. 内容为王,内容是科普的灵魂:首先,作为医疗科普文,内容应严谨、客观、科学。其次,作为医生,应抓住疾病、健康相关的热点问题进行宣传;针对自己擅长的领域,做一些细分领域的科普,比起泛科普,相对也更容易成功。第三,一个好的标题会直接影响到文章的阅读量、网站的访问量、网站的搜索排名等,因此应该花些精力给文章取一个"诱人"的标题。

3. 注重形式,使文章如虎添翼:一定要注重形式,比如,给文字配上插图、照片、表格,注重字距和行距等;当然,视频也要注重表现方式,如果是短视频,一定要将重点在几秒之内展示出来,而如果是稍微长点的视频,可以通过展示医疗案例等形式展现出来。

4. 增加互动,把粉丝当成朋友:一篇文章或视频发布后总会有一些评论和留言,与这些评论与留言展开互动,一方面是对内容的补充及解释,另一方面在和互动中彰显了亲和力及个人魅力,对加强粉丝的黏性很有帮助。

数量已超过 8 000 个,腾讯医典内容库中 4 万余篇文章,都由医学专家撰写或审核。在 2020 京东健康合作伙伴大会上,京东公布京东健康的年活跃用户达到 7 250 万,平台入驻医生超过 6.5 万名,并表示将与更多不同领域的合作伙伴形成连接。

所谓术业有专攻,如果医药工作者在自身的专业上多下功夫,提供独特的专业素材和分析视角,通过借力传播,就可以形成强强合作,打造拿得出手的"拳头产品"。借力自媒体和相关平台还可以减少同质化的创作,将单个医学工作者的科普内容整合起来,实现科普内容从专业生产到精准配送的全链条、标准化管控,让权威医学科普知识惠及大众,内化成类似每个人通识教育知识体系中的一部分,为健康中国建设提供有力的底层支撑。

现今分科过细造成知识面狭窄、思维局限的形势下,通过这种系统化的科普建设,对各专业、亚学科、各级医务人员也有促进作用。未来医学科普的发展,需要打通三个层面,从精准化、个性化覆盖,到对包括重疾、罕见病等各类疾病进行全周期专业科普,以便重疾、罕见病患者和家属从全局角度了解诊疗全程,从而获得更多、更有效的治疗决策。(唐　晔)

第九节　视频与直播怎么做

如今,网络科普已逐步被医生们重视了起来,视频和直播则是网络科普中最常见的形式,相较于文字科普,视频和直播有一定技术要求。

硬件上的选择与搭配

"工欲善其事必先利其器",顺手的工具一定是大家最先考虑的。在硬件选择上,直播和短视频制作是基本一致的,不同的预算、呈现效果及使用情况所需的硬件的组合搭配不同。

低预算:视频呈现质量要求不高,拍摄场景较为单一,不太了解视频编辑和直播的入门级器材配置建议是智能拍照手机一部、LED 补光灯一盏(小型)、手机三脚架。设备预算 3 000~5 000 元。

中预算：如果有一定的视频呈现质量要求，拍摄场景多并有变化，有一定的剪辑基础，不但可以用手机剪辑 APP（软件）剪辑，还能用 PC（电脑）端剪辑软件进行剪辑，这类可视为视频熟手。器材配置建议为微单或高端视频手机，智能电子稳定云台，2～3 盏补光灯并带支架，一拖二无线话筒（手机适配型）。设备预算 9 000～10 000 元。

高预算：在中预算设备的基础上增添准专业拍摄设备，可达到自制 vlog（视频博客）、专题片等，适合成熟的短视频博主玩家或拥有相对专业的视频制作团队。建议增添设备配置为单反（佳能 5D4 或索尼阿尔法系列）并配置 3～4 个镜头，话筒 2 部（索尼），专业补光灯及聚光灯 4～6 盏（配合柔光箱及支架），拍摄小滑轨，单反用电子稳定器，航拍无人机（穿越机），移动 WIFI 及信号增强器，可做非编的笔记本电脑，视频采集卡 2 部（配合连接线）。设备预算 40 000～90 000 元。

需要注意的是，一般不建议医生们做高预算配置，因为最终决定视频出品质量及直播效果的是人而不是设备，不要盲目追求好的设备。如果对成片有很高的期望，可以考虑将拍摄及后期部分外包给专业公司，拍摄团队会根据拍摄要求、成片质量来自行搭配或向器材公司租赁相应设备，专业团队组织拍摄统筹效率更高，价格也比设备采购要便宜很多。

制作软件选择及使用

在软件方面，直播与视频制作有很大的区别，但是软件学习的底层逻辑是相同，甚至很多基本操作都一致，类似于 PPT（幻灯片）和 word（文档）的使用区别。

直播软件最常用的是 OBS（Open Broadcaster Software，一个开源流媒体系统），各直播平台自己开发的"直播助手"软件都是基于 OBS 开发的，所以学会了 OBS 的使用，无论是手机端直播、PC 端直播、多通道交互式直播等，都可以轻松掌握。

视频剪辑也叫非编剪辑，点亮两个技能就能驾驭这项技术。

一个是非编剪辑，就是我们常说的把视频剪切、删除、复制、插入、倒放、放大、缩小、混合等，初次尝试可从"爱剪辑"或者"绘声绘影"这两个软件入手，上手容易，"傻瓜式"操作，网上教程丰富。熟练后可以进阶学习使用 PR（Adobe

Premiere），好处就是网上的模板、插件、教程多，学习起来方便，各种资源容易获取。

另一个是图片编辑。视频的基础是平面设计，我们看到的很多精彩小视频中的花字、有趣图片、卡通特效等，实际上都是编辑选取相应时间点位添加内容附和了视频而已，渲染（融合）技术并不复杂，关键看如何做出好的图片效果。图片制作离不开 PS（Photoshop），很多人更喜欢使用 AI（Adobe Illustrator），但是 AI 学习难度大，非专业人士不需要专门学习，当然 PS 想做好、做熟练也有难度。

这里给大家介绍一个做图片编辑的小技巧，即用 PPT 做图片。网上有海量的 PPT 模板素材和字体库，挑选自己需要的模板和字体稍做修改即可成为很好的图片，生成的时候注意在 PPT"文件"菜单导出 PNG 格式文件，这样就能生成透明通道的图片，这种格式的图片非常适合做视频中的元素素材。选用图片的时候，一定要注意图片和字体的版权问题。

如果一定要罗列软件学习的顺序，建议学习的顺序为：PPT 的模板使用及动画功能、PS 基础海报制作、爱剪辑的基本功能、绘声绘影剪辑软件的中阶使用、PR 的高阶使用。

需要熟悉的直播推流技术

● **手机直播** 优点是操作方便，信号好，一键操作，不需要单独学习，但缺点是直播形式太单一，只能对着自己猛拍，确实考验直播中自己的"才艺"。同时手机直播收音是一个大难题，一到室外风力稍微大的地方，即便用了手机型的话筒，碍于音卡和硬件问题，收声质量也很差，非常影响直播观看效果。此外，单一的直播景观容易让受众感到乏味。手机直播适合新手，有一定基础后还是要学习 PC 端及 OBS 推流直播技术，这个才能赋予直播真正的外延。

● **OBS 推流技术** 它可以算是大家最熟悉的"陌生人"。很多人一直看直播，觉得很神秘，想尝试又碍于技术的限制。实际上，直播的真正精髓就在于推流技术上，推流技术掌握得好，直播就可以玩出很多花样来。更直接地讲，春晚直播中所能呈现的效果，平常人都可以在自己的笔记本电脑上用 OBS 软件的功能和插件配合视频素材来实现，并不难。

直播选题内容上的技巧

直播单场时长应当越长越好,要以3小时打底,很多优秀的直播主播单场直播时长都在5~6小时,因为直播吸粉有曲线,属于慢热型,一般1~2小时才勉强能把直播间"哄热",之后才是真正吸粉并留粉的时间,如果这个时候结束等于前功尽弃。

选题内容上,建议每场直播预设一个选题(主题),内容均应当围绕这个主

延伸阅读

视频科普的几个常见误区

1."真实"就是好的

科普的受众是老百姓,文化层次结构非常复杂,如果想当然地认为将自己最真实的看诊过程播出去就是"纯天然"的科普,那只能让受众感到困惑甚至反感。有人会举出《急诊室的故事》这部优秀的纪录片来反驳,事实上,一般三甲医院急诊每月有2万~3万例,而在电视片中呈现的只是编导们选的7组病例。

2. 流量为王

为了流量求关注,这绝对不可取,有年轻医生为了搏出位,甚至直播自己把自己用麻醉药麻倒。有的医生做科普将自己定位为"脱口秀",也不是好现象,通俗易懂固然好,几个逗趣的笑话更是可以锦上添花,但是一味追求搞笑,那只能舍本逐末,并且容易给患者留下不好的印象。

3. 好大喜功

很多专家动不动就是要搞全系列的大健康管理科普,要搞公众号、视频号、抖音号,邀请同专业的甚至是跨专科的同事好友们一起搞科普,按照学会、学术联盟的模式来搞科普,这样做不是不可以,但其难度等同于运营一家地级市的广播电视台或纸媒,如缺乏全盘的、系统的统筹,难度可想而知。反观如果能够脚踏实地,从最细微处着手,患者有什么问题,都能第一时间落实到科普上,那么这样做成一个"小而美"的科普大号反倒很容易。

题来讲，没有主题这个"风筝线"牵着，很多新人容易讲跑题，给观众造成困扰，也无法给人以医学科普的权威感。这里有个小技巧，可将每场直播分成若干部分（或叫"一趴"），每段45～60分钟，主题可相同，围绕主题介绍的内容可与上一段重复，并在上一段问题的基础上添加新的内容，每段中都应与网友进行积极互动，尽可能地回答他们的提问，这样才能将直播的时长延长，通过"问诊解答服务"来突出自己的医疗属性及特色，比在线做患教效果要好很多。这样的好处是直播内容准备较为简单，也能减轻专家负担，专家在直播中可以快速进入角色。

直播中可尝试双人直播形式，即A、B位主持，类似相声的捧哏和逗哏。A就是专家，主要进行科普知识讲解并回答现场提问。B为主持人，主要负责直播现场控场和转场，比如开场的介绍、各环节的起承转合、直播过程中观众提问筛选后交由专家回答、专家回答完毕后由主持人做必要的追问及总结，相当于是掌握整场直播节奏的角色。B不一定是专家，也可以是擅长表达的志愿者、美丽的护士姐姐、年轻而有表现欲的医生。

平日里可以经常整理一些经典语录、段子或巧妙的行文结构，先模仿再创新，不断在直播中磨合，用比喻的方式解释一些晦涩的医学知识，这样在直播中反复打磨形成类似话术一样的科普解答，科普效果会好很多，也能正向刺激科普者不断积累创新。

以上只是一些直播技巧上的介绍，直播能力的培养是一个循序渐进、不断精进的过程，内在驱动力远比外界刺激更有效。如果直播选题和内容可以做好，视频自然不在话下，因为从某种角度上讲短视频就是直播的精华，而直播就是短视频的外延和补充，所以从内容选题角度讲，两者是极为相似的。（别海龙）

第十节　科普演讲与表演技巧

科普演讲有套路吗？有，也没有。就演讲而言，谈论其方法与技巧的金科玉律汗牛充栋；但就科普而言，即便是疾病科普这样的小分支，其内涵也足够丰富，使演讲者或表演者可以超越技巧，展现个性化的表达而让人印象深刻。

换言之,技术层面的好科普很难得,有个人魅力的好科普更可贵。从科普演讲的技术层面讨论,个人认为有三个关键词:"沉"下去、"活"起来、"红"出去;换作更接地气的解释,就是演讲者需要研究三个"W":谁在看(Who)、讲什么(What)、怎么讲(How)。

"沉"下去——观众心理研究

"懂"观众是所有演讲者或表演者出发的起点。一场科普演讲或表演显然不是单向的灌输,而是双向的交流。主讲者或表演者从本体论出发,诠释的疾病科普最终要在观众的理解、反馈中得以实现,形成传播的闭环。无论是现场观众、电视观众还是网络观众,对象的不同心理需求并不相同;社区居民、楼宇白领、医学生、专业评委、"看不见的人"等,身份不同,需求迥异。求知识、求审美、求新奇、求社交等,对观众吃得越透,越是个好的开头。

心理学研究者将心理认知过程大致分为感知、注意、理解、记忆、认同等。对一场通常不超过 10 分钟的科普演讲和表演而言,注意力的沉浸、记忆的加深和价值的认同是观众最基础的心理过程。如何让观众深度卷入、乐在其中?从内容上,是信息过剩些好还是有取有舍好?是渐入佳境好还是"一见钟情"妙?形式上,如何将观众代入,如何不产生审美疲劳?环境上,不同场地、光线、舞台布景下,演讲者或表演者如何始终居于观众注意力的 C 位(中心位)?这些都是演讲或表演者在文本上敲下第一个字前需要思考成熟的问题。

"活"起来——内容上有巧思

找"靶点",让科普作品有血、有肉、有灵魂。

靶点 1:"黄金 60 秒"

一个好标题和一个好开头,是让观众注意力深度卷入的"法宝"。在观众注意力涣散前,演讲者或表演者在"前三板"上的投入应是最"昂贵"的,同时又是性价比最高的,需要精心设计。

首先,确定标题,再展开结构。标题往往不是在写完演讲稿或表演脚本后"找一个"来匹配,恰恰相反,在开始准备材料、谋篇布局之前一定先要确立标题(哪怕不够精确),因为它凝练了你想表达的这场演讲或表演的核心思想,所以,不是"找标题",而是"定标题"。如果不能在一个相对精准的标题下展开结构,往往会看到这样的结果:内容泛泛,面面俱到,重点不突出,落入平庸,无法引起关注。

其次,开场要有"含金量"。故事、案例、热点新闻、流行文化、大数据……科普作品各有不同,好的开头却是相似的,因为内在规律是一致的:由小及大、由近及远、由热及冷、由浅入深,这是符合观众感知、注意、理解、记忆并认同的心理过程的。在黄金 60 秒里迅速拉近与观众的距离,激发兴趣,是医学科普成功的"敲门砖"。开篇之后,直奔主题,要"一见钟情",避免"渐入佳境"。"前三板"不能吸引观众,进入"拉锯战",获胜的机会就会大大下降。

再次,好开头要有"梗"。这个"梗"是连接整个演讲或表演的"药引子"。流行梗、谐音梗等都是称手的"兵器"。比如,突然流行的"凡尔赛体"、前列腺特异性抗原 PSA 被称为"劈死癌"等。

靶点 2:找"爆点"

医学科普的知识属性往往平行而密集,但一场演讲或表演,却要有张弛有起伏。因此,医学科普也要讲个"好故事",还要"讲好"故事。除了吸睛的开头,还要有高潮,必须找出 1 个引爆点(高潮)才能让整场演讲或表演"活"起来,在观众心中留下记忆。没有爆点的演讲或表演是没有"灵魂"的,这是与给医学生讲课最大的区别。为了避免面面俱到找不到爆点,应该在确定标题、展开结构时,先列个"负面清单",哪些是不必讲或很难让人听懂的,哪些是会冲淡主题的,哪些是料多丰富、足够单独成篇的等。拨开这些枝蔓,你会更容易找到"爆点"。

做完减法,再做加法。当找到核心知识爆点后,如何将知识融化、融合、融汇,给知识加点料,需巧做"加法"。将"硬"知识软化,碰到专业术语,用俗语、流行语去"融化"它;或者激发联想,用比喻、生活场景去"融合"它;或者"破圈",用跨界的知识去"融汇"它。美国著名心理学家威廉·詹姆斯说:"良好的记忆奥妙在于形成多种多样的联想。"要让爆点知识在观众心中反复咀嚼,留下深刻记忆。

靶点 3:结尾让人回味

在进入尾声时,观众的心理逐渐从注意、理解、记忆转向认同。引起共鸣,让人回味,是演讲或表演画上精彩句点的关键。首尾呼应、重复主题、画龙点睛(不是画蛇添足)等都是常见的成功做法。形式上,顺口溜、有趣的短视频、一小段意味深长的独白等都能让人意犹未尽,无限回味。

"红"出去——演讲风格与表演技巧

在许多讨论演讲技巧的著作中,经常传达这样一个观点:"怎么讲"或许比"讲什么"更重要。这可能有点绝对,但不无道理,尤其是在医学科普领域,"怎么讲"是最容易被忽视的问题。虽然科普"内容为王",但让医学知识传播得更远,科普明星"红"出去才是科普的终极目标。

首先,寻找自己的风格标签。在一场科普演讲或表演里,如何让观众记住你?富有激情是风格底色,让观众感受到你对所讲内容注入情感和热爱,是成功的基础。同时,打磨独特的风格"标签"也是演讲者需要思考的。是"犀利准确的毒舌哥""绅士克勒的暖心大叔"还是"幽默风趣的段子手"?"认识自己"这句灵魂拷问也许无处不在。明确的"人设"可能有助于自己尽早确定演讲风格,并有机会不断塑造自己的个人魅力,因为这更容易让自己"红"出去。

其次,做一场精确计算的演讲。在成功的科普演讲或表演里,让人印象深刻的桥段从来不是临场即兴的"神来之笔",都是早有预谋的"精确计算"。如何首尾呼应,如何分配时间,何时切入互动,何时营造泪点或笑点等,就像好莱坞剧本有讲故事的教科书式法则,韩剧编剧精准设计,科普演讲和表演的"黄

延伸阅读 ·-·

科普演讲和讲座"上课"差不多吗

两者共同的特征是"讲"。科普演讲者经常会掉入"医者思维陷阱",即面面俱到地"从头讲起",名词解释般展开,疾病的症状、疾病的诊断、疾病的治疗、疾病的预防等无一遗漏,教科书式的谋篇布局,看似全面丰富,实则更像百科词条,而不是科普演讲。

真正的科普演讲,要学会将知识聚焦在一个小的切入口,由小及大,由浅入深,有铺垫,有高潮,有因果,不是平面"罗列",而是故事化的"逻辑",在短短几分钟的演讲里讲深讲透一件事足矣,要"精准化"科普,才能给观众留下深刻印象。

·-·

金比例"也是有类似模式的,如开场入戏要快,结尾不拖泥带水也不要突然"休克";爆点(高潮)在时长刚过半时就该"引爆"等。

科普演讲或表演时长要求不尽相同,需要反复试讲或演练,找准观演节奏。同时,多利用视听效应,在图文或某种单一表现形式持续 2 分钟以上时,就应考虑换种反差大的形式予以打断或强化,避免视觉疲劳,以刺激逐渐涣散的观众注意力。在表达技巧上也有章可循,多运用比喻和对比,恰当地重复,尽量使数字形象化,少用专业术语,即便像"胰岛素抵抗""特异性""拮抗"这种使用频率很高的"平民化"医学术语,在面向中老年大众科普时仍需要转换成更口语的表达。

最后,分析自己的演讲表演。从戏剧表演来看,表演者与观众同为这场演出的根本要素,因此确定观演关系。演出场地大小、观众人数、舞台空间与观众的距离、光线的强弱、PPT 背景颜色与光线的关系、大屏尺寸与主讲者或表演者的比例等都影响着观众的视听体验。演讲场地如果规模较小,演讲者与观众距离较近,以自然光为主,演讲基调可以轻松活泼、语风亲和、加强互动,创造机会让观众参与,同时 PPT 大部分页面背景色与环境光保持一致,可以明亮的浅色背景为主,文字颜色做反差。如果在较大的剧场类环境做演讲或表演,演讲者需要有一定的形式感来强化舞台效果,语言风格需抑扬顿挫而不失自然,找到舞台聚焦的 C 位而不影响与大屏的互动,让观众既关注演讲者的表现力,又能毫不费力地欣赏视听效果。PPT 可以深色背景为主,与剧场环境、舞台灯光相协调。要完成一个完美的医学科普演讲或表演,除了认识自己外,还要了解即将奔赴的舞台。此外,演讲者的着装风格、肢体语言也是整场表演不可分割的部分,与演讲或表演主题密切相关,是不可忽视的细节。

总之,人们常说,精、气、神相辅相成,形成了人体生命的正常活动。如果借这个理念,给医学科普做个浓缩的解释,就是"精"是找对话题,是物质基础;"气"就是找好结构,气行顺畅,是思维逻辑;"神"就是找对方式,是精神状态,体现个性魅力。有"精、气、神"的医学科普,就是好科普。(黄　琤)

第四章
医疗机构与科普管理

第一节　如何策划医学科普展览

科技部印发的《"十三五"国家科普和创新文化建设规划》，明确提出"促进科普展览内容和展览形式的创新，倡导快乐科普理念，增强参与、互动、体验内容。"在新媒体时代，医学科普展览可谓是科普"重器"。与其他科普形式相比，科普展览能对重点人群集中向公众展示医学之美、医学之趣和医学之用，内容相对完整，参与性更强，能够在短时间内形成资源聚集和社会关注，在提升目标群体医学素养方面效果更加显著。科普展览的地位无法取代，新媒体的应用更能让科普如虎添翼。

医学科普展览对场地、人员和策划的要求较高。需要选好主题、针对重点人群做好内容策划，并通过多种形式展示科普内容，充分发挥展品和讲解员作用，最大程度实现参与性和体验性，还要通过多种途径宣传和吸引目标群体前来观展，定期评估展览效果。因此，一次成功医学科普展览的实施、策划，需要由科普创作与设计、医学专业人士、科普活动策划与组织管理人员、志愿者等组成的团队配合才能完成。

展览主题、目标人群和展览时机的选择

展览的主题是展览的灵魂。针对重点人群确定一个具有社会意义、公众关注度高、具有传播性的主题。展览必须明确目标群体，针对重点人群的实际需求展开。比如，走进社区作医学科普展览，就要明确目标群体是中老年人、青年人还是儿童家长，根据目标人群的需求，确定主题。儿童和青少年是医学科普的重要目标人群，要根据目标人群不同年龄层次的需求，选择相应的热点

主题,或者根据既定主题,确定相应年龄层次的群体并开展策划。

为了提升展出效果、成功传播,还要考虑时机问题,选择好的时机将大大增加展览的影响力,要争取做到事件引导、因势利导、延伸宣传等。当前,全年有很多重大的医学科普相关时间节点,比如"罕见病日""国际心脏日"和"国际高血压日"等,借这些重大时节节点的"势",能够有效降低组织难度和组织成本。

展览内容的策划是核心

内容策划时,要紧紧围绕受众需求,时时把握受众为何而来,让受众"乘兴而来、兴尽而返、来有所获"的思想要贯穿在策划、组织科普展览的全流程中。要从"设计者为主导"转向"以参观者为主导",充分了解目标群体的意愿。

很大程度上,展示内容的遴选决定了展览的高度和水平,体现了展览方的科普资源整合程度和科普工作策划能力。根据展览主题编写大纲,从主题拓展为大纲是整个展览策划的重要环节。经过选择和筛选,提炼分主题,每个分主题之间相互衔接,确定每个分主题的核心知识点。分主题不宜太多,便于观

延伸阅读 ·+·

"梦想医学院"——地铁儿童医学体验馆

这是复旦大学附属儿科医院建设的一个医学科普展览项目,在 2018 年 8 月 26 日正式开放。体验馆针对低年龄儿童设计,展览突出强调参与性。设置了"小小专家门诊""放射体验区""医学小讲堂""手术进行中""药品性状知多少""小病房大学问"六大模块。"小小专家门诊"里,小朋友们能接触到听诊器、压舌板等实物器材,还能在显微镜中观察各类模拟医学标本。"放射体验区"中,放有高仿真的 B 超、X 线检测仪、CT 以及磁共振检测仪。小朋友们可以在"医学院"穿上白大褂,扮演一位小医生,进行坐诊、B 超、手术、磁共振等体验游戏。由专业医务社工和志愿者在孩子们进行游戏体验的时候进行讲解与引导。梦想医学院通过微信公众号等平台供公众预约,并主动走进校园和社区,邀请儿童和家长前来参观,并以体验馆为基地,开展多项科普活动。

·+·

众在参观过程中轻松理清思路。撰写大纲时,既要考虑这一主题所涵盖内容的相对完整性,又要着重提炼趣味性、互动性的知识点。完成大纲撰写后,邀请相关专家给予权威性的指导,并有针对性地征求部分目标群体的意见和建议。

医学专家或科普工作者主要参与的内容撰写上,要针对不同群体的认知能力和审美特点。一方面要注重展览深入浅出和通俗化的问题,要注重普及科学思想、科技知识,注意汲取国内外医学的最新科技成果,对展览主题进行发掘和科学提炼,帮助观众看懂展览;另一方面要注重提升展览的思想性,使得人们通过参观展览能够得到新技术、新知识,从感性认识到理性认识的升华,增强自身"作为健康管理第一责任人"的意识和能力。

医学科普展览的体验性

展板是医学科普展览最基本的呈现形式。展板形式的展示一般由图片、文字、图表、说明等组成。整个展览的设计要统一风格,包括尺寸、风格、色调、构图等。合理使用各类展品,如标本、模型教具等。新媒体的有效应用能很大程度上增进科普的效果。使用视频、投影等手段,充分利用科普动画、科普短视频,能生动有效地传递科普知识。虚拟现实、全息投影等技术手段,运用现代声光电技术延伸展览知识的内容,能进一步提升展览效果,寓教于乐。

现代科普呈现出极强的体验性特征,而不是单纯的灌输。单一的展览,尤其是传统的平面展品,类似课堂教学,实际科普效果大打折扣。为此,要注重体现展览的交互性和参与性。新媒体的应用给提升参与度提供了更多的途径。同时,还要充分利用场地和展品,设计更多的互动体验环节,并且加入提问、假设、观察和讨论等探究式教育环节。在设计呈现形式时,要充分考虑科普展览的讲解员作用,前置性设置好科普讲解员的角色和作用,使之成为展览的重要组成部分。

此外,需要制定吸引公众参与的策略,诸如如何将活动信息传达给公众,如何激发公众参与热情等方面的具体举措。可以在前置性策划环节就密切联系媒体,请媒体参与到策划中来,以媒体的视角帮助策划、出主意,以便形成及时的反馈和传播;此外,用足、用好新媒体,尤其是主办方自主掌握的新媒体,通过新媒体在展前营造声势、展后拓展影响。展览策划团队还要采用多种渠道将展览信息播出，主动联系社会团体、学校、社区等有长期合作关系的公众团体推广展览。（沈　桢）

第二节　新闻发布会的科普表达

新闻发布会是政府或某个社会组织定期、不定期或临时举办的信息和新闻发布活动，直接向新闻界发布政府政策或组织信息，解释政府或组织的重大政策和事件。针对新冠肺炎疫情，我国各类政务新闻发布会在举办主体维度、持续时间长度、召开频次密度、参与人员广度等方面，创造了我国政务新闻发布会的多项纪录。

在涉及民生等重大事件发生时，传播上有一种所谓的"信息流行病"：各种繁杂信息的传播速度远比事件快得多，普通人处于信息过载的状态，甚至可能对社会产生更大的危害。新型冠状病毒肺炎疫情是人类历史上传播速度快、感染范围广、防控难度大的一次重大突发公共卫生事件，新冠肺炎疫情发布会不同于灾情或者其他新闻发布会，一方面要防止"信息流行病"出现，避免谣言和不实信息的出现；另一方面，对于大多数群众来说，医学有许多知识壁垒，他们不知道也不了解医学，针对传染病、涉及医学特别是传染病流行等专业领域的发布会，我们要认识、理解和控制"信息流行病"，切实了解人们的需求和担忧，同时要将科学准确、值得信赖的流行病学专业防控知识精准传播给广大群众，尽可能地屏蔽或消除谣言和不实信息。

在新冠肺炎疫情的发布会上，各国都增设了医学科普专家发言环节，例如美国疾病预防控制中心福奇教授、我国的国务院联防联控机制发布会上国家卫生健康委员会的专家等，上海在肺炎防控发布会上通过专业人员对疾病进行专业科普，减少了"信息流行病"的出现及传播。

认识科普表达的三个属性

● **信息的权威性**　新闻发布会中信息的发布人员必须是权威专家，最好是院士，例如钟南山院士、王辰院士、李兰娟院士、闻玉梅院士等，请他们在疫情防控发布会上对疫情相关问题作出解释；也可以是疾控部门负责人以及资深专家，由这些权威人士来发布权威信息，让广大群众信服。

- 信息的及时性 要确保科普知识准确度，通过专业把关、科学辟谣，传递抗疫正能量。针对疫情期间出现的各种谣言，予以回击，发出准确声音，跑赢谣言，为抗疫传递正能量。其中很重要的一点，新闻发布会是具有时效性的，疫情出现转折波动，新一轮疫情出现的确切地域范围、确诊、密接等也应及时发布。

- 信息的多样性 新闻发布会的科普除了与疫情相关的传染病专家发布信息，还有更多其他各科专家发布相关信息，比如心血管内科、耳鼻喉科、消化科、儿科等。

了解一下科普表达的三大技巧

- 审时度势、切口精准 切口应该根据时间节点不断地进行更新、调整。

延伸阅读

和大家聊了聊疫情期间的小"心事"

在一场新闻发布会上，我给大家总结了心理应激导致的心脏功能性失调的五个应对小技巧：

一杯热饮。当你心慌时，喝一点热的东西，会缓解焦虑，给自己安心的感觉。

两手穴位。我们可以在左右手腕横纹上两寸（约两根手指宽）的地方找到一个穴位——内关穴，平时早、中、晚各按摩一次，可以起到宁心安神的作用。

三心二意。我们在做每一件事情时需要专注，但是一天不要只做一件事，要给自己设定几件事情，这样有利于我们转移注意力。

四肢发达。说到运动，最好能够"一张一弛"，运动和放松交替进行。比如最简单的，我们可以通过手的反复捏紧和松开，让全身放松下来。

"捂"个好觉。温暖的被窝可以给我们安全感，充足的睡眠可以让我们的心理承受能力大大提高。当然如果能连着睡五个好觉，相信很多不适都会缓解。

疫情之初,人们恐慌的、想要了解的是"新型冠状病毒是什么",有了一些了解后,大家想知道"如何预防",疫情平稳、复工复产后,面对的问题是"疫情常态化如何防控",以及更后期的"病毒变异""新冠检测""新冠疫苗"等。

● **形象生动、通俗易懂**　要把抽象化的内容形象生动地表达,把一些医学名词、专业术语用一些比喻、打比方的形式深入浅出地解释清楚,把抽象的事情具象化,便于群众消化理解。何为通俗易懂?金句、俗语、歇后语、成语,只要是方便记忆和理解的,都可以。

例如,在疫情的不同发展阶段,上海市精神卫生中心谢斌教授团队的"谢式"金句,"该追剧追剧,该追星追星""增加生活的仪式感""唤醒自己的心"等,给了疫情中的人民抚慰与温暖。新闻发布会上一句"消毒水不是花露水,过度消毒也是毒",针对疫情期间群众焦虑。消毒水被奉为抗疫法宝现象出现,但因为消毒水不是花露水,对人体危害更大,适量可防疫、过量却是毒。还有"复工牢记一句话,一米是爱你的距离",因为飞沫传播距离大概是在一米以内,在一米内通过打喷嚏、咳嗽、大声说话时飞沫喷出,飞沫中有病毒就可能进行传播,健康人群在吸入了患有新型冠状病毒感染的患者所喷出的飞沫后,有可能会通过呼吸道途径感染,而新型冠状病毒的传播途径主要是经呼吸道飞沫传播。复工、复产肯定避免不了接触很多人,保持一米以上是互相给出的安全社交距离,也是"爱你的距离"。还有"铁不冶炼不成钢,人不运动不健康""疫情不散,我们不约""出门戴口罩不能吸烟,所以趁此机会戒了吧!"都是当时引起热议的科普金句,因为足够通俗易懂。

● **逻辑清晰、易学易用**　新闻发布会有时长限制,给予发布者的时间仅有五分钟左右。在这五分钟内,大约八百字的发言必须逻辑清晰。首先,要回答关切问题,然后要提供解决问题易学易用的方法,教会大家科学防疫。例如,防疫"三件宝"(扫码、测温、戴口罩);"五戴三不戴"(在人员密集场所、乘坐公共交通工具、搭乘电梯、集中办公和工作场所、到医院这五种情况要戴口罩,独自在户外人少空旷处、骑车时、独自驾驶车辆时可以少戴或不戴口罩)。

新闻发布会是科普形式的一种,新闻发布会是最权威、最及时、最多样信息的一个发布平台,虽然新闻发布会的现场观众是媒体,但所有信息最后都会传播到每一个市民百姓。因此,作为公共卫生工作者,不能害怕话筒、回避媒体,要主动"拥抱"媒体,善用媒体的力量。以新冠肺炎新闻发布会为例,利用媒体做好健康科普、风险沟通的作用,公众获得的不仅是健康信息,还有更多信息公开的途径和渠道,谣言止于智者,更止于公开。

由于突如其来的疫情,也催生了许多新生事物,在新闻发布会中增加医学科普也是其一,同时也拓展了科普传播的新范畴,也让更多临床医生意识到,除了临床诊疗,掌握医学科普这一素养也十分重要,这样才能更好地应对公共卫生应急事件,消除社会恐慌,遏制疫情蔓延,维护社会安定! 政府、专业机构、社区组织、媒体、民众,都是公共卫生体系的组成部分,媒体更是其中关键的一分子。完善的公共卫生体系离不开媒体的参与和协调,通过媒体参与,引发全社会对健康的关注,树立"每个人都是自己健康的第一责任人"的理念,并促进健康素养的提升和健康行为的养成,对公共卫生体系的健康发展起到积极的促进作用。(崔　松)

第三节　科普在医院宣传中的地位与作用

随着医药卫生体制改革的不断深入,以及当今社会电子产品和互联网等新兴技术的飞速发展,公众对医疗信息的需求显著增加,获取医疗信息的途径也发生了显著改变。这一方面突显了医院宣传工作的重要性,另一方面也给医院宣传工作提出了更高的、不断变化的要求。

2020 年的一场新冠肺炎疫情,让复旦大学附属华山医院感染科主任、上海市新冠肺炎医疗救治专家组组长张文宏教授走到了公众面前,获得了持久关注。很重要的原因就是他面向公众说了很多诸如"闷在家里,你也是战士""防火防盗防同事"之类的防疫科普"金句",还主编了诸如《张文宏教授支招防控新型冠状病毒》《张文宏说感染:补上这堂健康常识课》《超级大脑在想啥? 漫画病菌、人类与历史》等防疫科普书籍。这些防疫科普内容被称为"金句",成为公众喜闻乐见的热词,在起到良好社会效果的同时,也让张文宏所在的复旦大学附属华山医院被更多人所知晓。这一现象或许能让我们更容易理解,医学科普是医院宣传的重要内容,医院宣传是医学科普的主要阵地,医务人员是医学科普宣传的主力军。

医学科普是医院宣传的重要内容

医院宣传的目的主要是舆论引导、思想引领、文化传承、服务人民,是为了树立医院形象,传播医院品牌,展示医院风采,传递医疗服务信息,建立起医院与公众沟通的桥梁、对话的平台,使公众了解医院、熟悉医院,从而和谐医患关系,更好地开展医疗服务。

传统的医院宣传形式,"内宣"主要有院报、医院宣传栏、医院网站,"外宣"主要有报纸、期刊、电台、电视台等。近年来,随着微博、微信、抖音、视频号等新媒体的普遍使用,医院宣传的形式和途径也有了更多的选择。

为了更好地开展医院宣传工作,各家医院的宣传部门纷纷开设了官方微信公众号。其中,医学科普也成为医院官方微信公众号的重要内容。各类健康微信公众号已成为公众获取健康科普知识和医院便民服务的主渠道。例如复旦大学附属华山医院于2015年7月开通了官方微信公众号(服务号),每周推送的文章包括原创医学科普、医疗资讯、名医介绍、便民服务等,至2020年底,以专家为主的医务人员原创的医学科普文章已有近千篇,创作者几乎涵盖所有的临床、医技科室。

2017年,上海率先在全国开启首个由政府部门组织的省级"十大健康微信公众号"推选活动。在2017年评选出的上海市十大健康微信公众号中,上海交通大学医学院附属第九人民医院、复旦大学附属肿瘤医院、上海交通大学医学院附属瑞金医院、复旦大学附属中山医院、复旦大学附属妇产科医院、上海市儿童医院、复旦大学附属华山医院、上海交通大学医学院附属仁济医院等公立医院上榜。

2017—2019年上海市健康微信公众号统计表

年份	总发布量	总发布篇数	平均发布次数	平均发布篇数	主　题
2017	13 443	27 553	116.9	239.59	发布文章主题主要聚焦医疗资讯、便民服务、健康科普、医学见闻、医务风采、互动活动等内容
2018	16 277	34 785	115.44	246.70	发布文章主题主要聚焦医疗资讯、便民服务、健康科普、医学见闻等内容
2019	16 274	31 730	116.24	226.64	发布文章主题主要聚焦健康科普、医疗资讯、便民服务、医学见闻、医务风采、互动活动等内容

科普是什么？用张文宏医生的话来说，科普的核心就是和老百姓充分沟通。而与公众沟通，也正是医院宣传的重要目的。从统计数据看，2019年与2018年相比，健康科普比例有较大幅度上升（18.63％），保持强势地位，占比高达63.7％。可以看出，医学科普不仅向公众普及健康知识，向百姓传递医院信息、学科信息、亚专科信息、专家信息，帮助百姓精准就医，科普也是一座桥梁，传递知识传递爱，在让"高精尖"技术不再高冷、让公众走出医疗误区、让百姓方便就诊的同时，体现公立医院的公益性，体现医院的核心价值观，宣传了医院、学科、专家的品牌。

医院宣传是医学科普的主要阵地

正因为医学科普知识广受百姓欢迎，一些机构或个人利用这一点，编造一些没有科学依据却耸人听闻的所谓医学科普知识，欺骗百姓，吸引眼球，达到提高流量或者推销商品的目的。也有一些媒体因为专业性不强，传递的医学科普知识是过时的，甚至是错误的。这样的"科普"帖子我们都不陌生，很多医务人员在门诊或咨询中要花很多时间解释，有的还专门写作辟谣文章以正视听。可见，医院应该成为医学科普的主战场。

医院拥有众多专业的医务人员，加上医院宣传部门工作人员参与科普形式的再创造，医院宣传又具有很好的权威性，通过医院的宣传平台发声就成了医学科普的主要阵地。医院宣传不仅仅指"内宣"，也包括"外宣"。宣传部门工作人员与医务人员、媒体产生良好互动，成为医务人员与媒体沟通的桥梁，一方面把医务人员创作的、靠谱的医学科普知识通过主流媒体传播给更广泛的民众，另一方面利用对医院情况、科室情况和专家情况比较了解的优势，积极物色、推荐各领域的专家给不同的主流媒体进行科普宣传。

同样以"新冠肺炎疫情"为例，疫情发生后，民众对疫情相关科普知识的需求非常旺盛，如果不能及时获取这些知识，谣言、传闻必然会产生并大肆流传。张文宏医生所在的华山医院感染科就利用科室微信公众号"华山感染"，推送了大量疫情相关的科普文章，医院宣传部门及时与主流媒体沟通，将这些专业科普知识通过主流媒体的融媒体运作模式，迅速地、成几何级数传播给公众，起到了很好的引导作用和稳定人心作用。

在日常的医院宣传工作中，也不乏新技术、新突破、新发明、新发现、新成果、疑难病例、罕见病例、疑难手术等宣传,如果能将这些专业性很强的病例通过浅显易懂的语言告诉公众,无疑就是很好的科普素材。医院的宣传部门要敏锐地意识到这一点,提醒、帮助医务人员将艰难晦涩的专业术语转变为大众语言,转变为百姓乐于接受的表现形式,从而使新技术、新成就等惠及更多百姓。

医务人员是医学科普宣传的主力军

临床诊疗少不了医患沟通,医患沟通的实质就是医务人员将专业术语转成大白话与患者进行交谈,从而形成一致的诊疗意见并配合执行。对于具备专业的临床思维的医务人员而言,他们也应该具备专业的科普思维。科普思维不仅能帮助医务人员与单个患者更好地沟通,还能使医务人员事半功倍地帮助到一批类似的患者,甚至还有治未病的作用,帮助百姓预防这一类疾病的发生。

医务人员要善于利用医院的宣传平台,携手所在的医疗小组、亚专科、专科、多学科团队,开展科普宣传。这样,不仅自己诊疗的患者能感受到自己的

延伸阅读

如何更好地开展医学科普宣传工作

首先,医院要为医务人员创作的科普作品提供宣传的渠道和平台。除了择优编发在医院微信公众号等自己的宣传阵地以外,还应该推荐给主流媒体进行发表,在时机合适时将专家和团队作为嘉宾推荐给电台、电视台的健康节目。其次,医院宣传部门工作人员要利用自己在文字、摄影摄像、视频制作等方面的优势,为医务人员的科普作品进行再加工,以适应百姓阅读和多种媒体的宣传。第三,医院宣传部门工作人员要熟悉专科、亚专科、专家的情况,从新闻报道、好人好事报道、疾病日、社会热点中敏锐发现科普选题,有的放矢地进行约稿。第四,医院宣传部门工作人员要有一颗服务医务人员、服务患者、服务公众、服务媒体的心,让医务人员可以专心做科普,使患者和公众的疑虑能获得及时反馈、解释,使媒体与医务人员的对接更精准、更顺畅。

专业性，正在寻求最合适专家诊疗的患者也能多一个选择，有助于他们精准就医。

医务人员要善于利用自己的特长开展科普宣传。比如，擅长写稿、会画漫画或配图、善于演讲、会主持节目、会表演小品、会拍摄编辑视频等，都可以利用这些特长，一方面能使自己创作的科普内容更吸引人，公众更容易理解；另一方面，可以协助医院宣传部门在众多媒体中选择最合适的渠道开展医学科普知识宣教。

医务人员要充分利用各种机会开展科普宣教。比如，可以留意与自己专业相关的"疾病日"，如罕见病日、高血压日、糖尿病日等，在疾病日来临之时，可以组织患者宣教会，可以深入社区举办讲座，可以完成相关科普文章的写作，在医院微信公众号平台进行推送，也可以通过医院宣传部门联系媒体，将相关的健康知识通过电台、电视台、微博、微信、抖音、视频号等媒介传递给相关患者群体。同时，医院宣传部门也应该向医务人员传递公众需求信息，使医务人员意识到，向公众普及医学专业知识与临床诊疗同样重要，从而自觉地承担起科普的责任。

公众渴望高质量的、科学权威的、通俗易懂的科普知识，广大医务人员在做好临床诊疗的同时，开辟更好的健康科普途径来满足大众期盼，无疑会使医患关系更加和谐，也会使各种疾病的发病率下降、控制率上升。

新冠肺炎疫情防控是一次"人民战役"，医学专家不断进行科普就是一种沟通，就是向老百姓详细解读防疫策略和措施。"如果强制性地说不许出去，出去必须戴口罩，如果不这样做就是不对的。这种传播方式是不会有效果的。"张文宏医生认为，"今天所说的科普，某种意义上是我们专家组所有的专家把防疫策略与公众进行充分沟通。今天的中国取得抗疫巨大胜利的一个主要原因，就是民众极大地配合了防疫专家和临床专家的建议。"

身处医学信息的"富矿"，手握医学科普的"金钥匙"，在医院宣传中开展医学科普工作，向公众传播健康知识，可以说具有得天独厚的优势。医院科普宣传还能更好地塑造医院形象，提升医院品牌和美誉度，使医院文化建设更有品位，医院公益性更能彰显。在这个过程中，医学科普的内容和表现形式应该与时俱进，医院科普宣传工作要正确定位，不断精进，以适应形势的需要。而利用全媒体、多渠道开展医学科普知识宣传教育，适应不同人群需求，是公立医

院在医改新形势下的重要任务之一,使医学科普宣传教育进入常态化,打造医务人员人人做科普宣传的良好氛围。(陈勤奋)

第四节　怎样调动更多的人参与科普

医学科普是一种社会教育,由专业人士用白话的方式,让更多人了解某一知识,获得启发或产生行为改变,一直是医疗机构人才培养、管理等重要的工作内容。通过普及医疗科技创新思维与科学技术知识,提高大众的医学素养同时,也可以帮助公众理解医疗行为、减少误解和纠纷等。如今,知识的传递途径已进入互联互通的"大传播"格局——一个"人人都有话筒,人人都可以举起话筒"的时代。这就更需专业人员去梳理专业知识,在不同的传媒"频道"上正本清源。在医学科普领域,意味着要建立社会化科普工作体系,形成医疗卫生科学技术普及的合力,调动更多专业人士参与,筑牢健康中国的基础。

挖掘"大专家"的科普潜能

科普的创作离不开各领域的专业人员,做科普需要真正的专业人士,把深奥的科学道理、高深的观点和知识,用雅俗共赏的语言和形式呈现出来。参与医学科普创作的人员可以是医生、护士、治疗师、技师等有专业知识、技术专长的人群,他们组成了医学科普的"主力军"。每一位专家都是各自领域的"霸主",若能挖掘、动员大专家做科普,则是在科普质量和科普传播的号召力上更上一层。

在医学科普领域,首先要挖掘的大专家群体,即喜欢创作、著作颇丰的文字爱好者们。这些专家喜欢分享,擅长发现文字的魅力,能够把理论知识和实战经验通过自己的笔创作出来。因为对文字的热爱,他们也会把科普创作发展成业余爱好,让更多读者学到科普知识。相信喜欢且擅长"千里茫茫若梦,双眸粲粲如星。塞上牛羊空许约,烛畔鬓云有旧盟"类词句的大专家们,一定会创作出人们喜闻乐见的科普作品。

朋友圈是现代人表达情绪、状态、生活的一种方式。从朋友圈文案的精彩程度也能看出"发圈者"对文字的爱好和文学素养。当然,喜欢发朋友圈的大专家们还是少数，但要是遇到喜欢发朋友圈，且文案编辑能力过硬的大专家时，就要建立紧密联系，及时与他们分享好的选题。比如，精神分析领域的泰斗李晓驷医生，平素特别喜欢发朋友圈，多数为山水之色，常配小诗一首。如果向李老师约稿一篇"白天的游山和夜间的梦境"，相信一定会夺人眼球。要知道，"梦的解析"是极其深奥又极吸引读者的话题。此时的大专家可以说"一半是医学专家，一半是艺术家"，医学专家知道如何治疗患者，艺术家懂得如何打造美学。

大专家的实战经验异常丰富，因此，他们的经验之谈更是科普收集的宝贵素材。临床上，许多专家由于工作繁忙，无暇将丰富的经验之谈整理成文。此时，就需要学生们收集专家的精彩讲说，提取精华、查阅文献使经验更有说服力，将丰富经验和理论研究相结合，创作更多贴近临床和实践的科普美文。当然，每一份学生执笔的文案最后都需要由专家们审核后方可发表，这是对知识的尊重。

让"花样科普"引人入胜

在这个碎片化信息爆炸的时代，传播媒介日益多元，特别是自媒体可以通过手机终端直接连接个人。从另一个角度而言，因为传播渠道的变化，让伪科学、谣言的传播也变得更加方便，这就愈加要求专业医疗机构创作更多权威的医学科普作品，以具有时效性"快科普"跑赢谣言，占领科普主阵地；以多渠道传播格局、传播形式，让权威医学科普不仅占领主阵地，同时还要占领"二次元"阵地、老年话语群阵地等，让谣言没有任何生存土壤，没有容身之地。简而言之，医学知识绝不能"搁置于阁楼之上"，而是需要有更多的人进行丰富多样的创作，同时通过更多的传媒传播，才会被更多的人阅读，继而让更多的知识得到推广。

专业、高品质的医学科普内容无疑是大众教育的基础保证，丰富多彩的内容和形式是吸引更多群体阅读的关键之处。不同学科、不同领域、不同专业方向的人，都可以创作出优质科普作品。正所谓术业有专攻，只要是自己所擅长的领域，你所创作的科普就是有科学依据和实用价值的，就是优秀的和值得推广的。从内科到外科，从妇产科到精神科，从诊断到治疗，从病因到药物不良反应……任何一个方向都有挖掘的必要性，而对应的，也有吸引其阅读的受众群体。

延伸阅读 ·+·

如何吸引更多的志愿者做科普

科普创作非常有难度,既要保证科学性,又要有可读性,对话题的选取和内容形式的制作亦有较高的要求。可以说,一个优秀的科普内容很难靠一个人完成,而是需要综合性的科普团队。但正是因为难,所以才可贵。有志于科普制作的志愿者通常具备一定的专业基础,有好奇心,乐于探索和进步。

为吸引更多志愿者加入科普团队,建议注意以下几点:招募不限制专业背景,新时代科普内容制作是综合性极强的工作,只要对医学科普内容感兴趣的志愿者都可以加入进科普团队,多样化的专业背景可以为内容主题选取和科普宣传形式扩展思路;科普团队有审核和反馈机制,可以给志愿者自身能力提升提供培训和机会,这对乐于进步的科普志愿者来说有吸引力,创作的过程亦是进步的过程;建立团队内部交流,分工不同的志愿者可以"互通有无"。

优秀科普的制作和宣传需要综合的人才队伍和技术及资源支持,可从以下几个角度出发,集结更多公益资源。

(1)立足专业单位,"有专业好办事"。科普内容的核心保证还是内容的科学性,很多科普博主或者科普志愿者任职于医院、学校等专业机构,依托专业机构,有更大的机会建立人才队伍、获取专业资源。

(2)跨单位合作,成果共享。比如,医院可以和电视台、学校、社区合作,最大程度的开发人力、场地资源,将科学内容最大效率地传播推广。

(3)新媒体时代,善用互联网。在这个"零距离"时代,网络让每个人都可以搜索到最新、最全的信息,也可以直接和信息发出者本人沟通,比如,很多患者会在知乎、微博、豆瓣等网站分享自己的亲身经历,还有很多的互助小组,这些对于科普创作者来说都是不用去医院的"临床资料",取得知情同意后,来自患者的真实经历可以让科普有温度。

医学科普的形式是多种多样的。文字穿插图片、动漫小故事、个人感受分享、视频音频等，不同的形式给人不同的体验。最常见的文字加图片给人真实、权威的视觉感受；动漫小故事让人在轻松愉快的氛围里学到有效实用的知识；个人感受分享则是以第一视角通过个人故事描述而阐述知识与经验，更直观也更容易引起共情……还有如科普歌曲演唱、视频和音频等，不仅可以让人们利用碎片化的时间获得资讯，生动的形式往往也可吸引更多的人参与科普的传播。

准确的医学解释未必是合格的医学科普，面向大众说医学，不能"以我为主"，照本宣科，搞错了受众对象，医学科普的效果将大打折扣。弄明白受众对象，摸清楚受众心理，此时此刻，力推或打造科普名家是成功的"第一步"。一线顶尖医学专家参与科普，既能为医学科普指明方向，为科普知识严肃性、真实性把关，更能提高科普传播的信服力，这点不言自明。科普名家口吐"金句"，更能加深大众对医学科普内容的印记，新冠肺炎疫情期间向老百姓说防疫科普，张文宏医生"在家就是战斗""你快速，我快速"等频频上热搜的金句，就是典型例子。

"千里马常有，而伯乐不常有。"很多医学科普爱好者创作了好的作品没有被发掘出来，久而久之便失去了创作热情。因此建立科普创作者与传媒的"亲密关系"是调动更多人参与医学科普的重要环节。相关传媒如自媒体公众号、APP、知名主流刊物、电视电台节目等应该设"绿色通道""专栏通道"，同时保持与创作者的友好关系，促进相互之间亲密合作。

激发青年生力军的科普活力

科技创新需要更多的新生力量，科普又何尝不是如此？青年人接受新鲜事物能力最强，是科普创作的"新鲜血液"，更是"生力军"。青年人同时也是科普知识重要的受众群体。

曾有青年医生这样说："刚进入医院，得知可以写科普发表时，感觉这是一件极其美妙的事。将爱好和职业相结合，不但写作品更有动力，思路也会如泉涌。"医务人员由于本职工作繁重，即使有很多好的话题和思路，也常常碍于没时间写、没地方投稿而让好想法"飘走"。医院或单位宣传部门牵头，做好"桥梁"，是对科普的推进，极其有意义，这样既可以有效地将"作者创作科普-宣传部门收集内容-投给传媒编辑-统筹、编辑和修正-发布科普作品"形成一套体系，又可以增加科普宣传频率，提高科普推广效率，也避免很多不必要的人员负担。

科普领域的前辈们鼓励和指导医学生积极参与科普，培养青年生力军更多的责任心，并创造机会让他们走近科技，了解相关学术领域的最新动态，由此对医学科技和科普产生热情，实际上本身就是一种科普的过程，就像后浪不断推动前浪前行，整个科普海洋不断焕发年轻活力。

未来，将科普融入教育体系形成理念，唯有鼓励更多具备较高科学素养的年轻医学生投身到科普工作中来，我们的科普形式和效果才能更加年轻化、生活化、普及化，也更具发展潜力，让科普更"年轻"、更有趣，并由此形成一种良性循环，为医学科普事业的发展提供不竭动力。

大多数医学科普创作者一般在业余时间进行科普创作，作为一种爱好或兼职，增强创作者的荣誉感、提升专业人员宣传知识的使命感，可极大地调动科普创作者的热情和积极性。在创新中，激发出昂扬的斗志和美妙的成就感。一个人若是积极主动、充满激情地去工作，常常能超额、超水平发挥，对工作感兴趣，也就必然会愿意投入更多的时间和精力。

陈国强院士在一次演讲中说："人，相互依靠才脚踏实地；事，共同努力才简单容易；路，有人同行才风景美丽。"科普一定不是政府一家的独唱，而是全体民众的合唱！因此，搭建平台、凝聚共识、体制激励、情怀护航，多措并举才能吸引更多的人投身科普工作，不仅为科技创新献计献力，更让大家在科普工作中拥有"归属感"，真正达到"自我实现"的目标。

正所谓"生逢其时，大有可为"。（乔　颖）

第五节　如何做好医疗机构健康促进工作

在大健康的背景下，人民群众对健康的关注度逐步提高，对健康科普的需求也在不断提升，医院不仅是提供临床服务和疾病治疗的场所，同时也是健康促进与健康教育的重要场所。2020年1月21日，上海交通大学附属第六人民医院健康促进委员会正式揭牌成立,提倡医生成为医学科普、健康教育的实践者,推动医院从"以治病为中心"向"以人民健康为中心"转变,提高人民群众的健康意识,为全方位、全周期服务于人民健康进行持续性探索。

探索健康科普的创新路

健康科普是一种社会教育,具有社会性、群众性、持续性等特点。健康科普以大众为对象,要利用各种媒介形式,以浅显易懂的方式,来推广健康科普知识。

探索健康科普的创新,可以从视角、手段、理念、渠道、表达等方面切入,医护人员以独特的科普视角、以"专业＋有趣"的科普语言占领科普阵地,开展形式多样的健康教育与服务,让科普好记、好听、好传播。举一个趣味科普的例子,在冬季下雪后,地面往往十分湿滑,市民容易发生跌倒、摔伤的情况,上海交通大学附属第六人民医院医护人员自创防滑"企鹅舞",实用又有趣,成为"冬季防滑宝典",在微博平台该视频点击量达到 1 300 万,受到好评。

在理念创新方面,应该结合市民实际科普需求,讲述市民最关心的科普内容,让广大群众真正能学会自我保健,担负起对自身健康的责任,依靠自己的医学知识和行动努力,选择最健康的生活方式,用科学知识来维护健康、促进健康。

此外,还应该关注科普的可及性与人文性。以实景拍摄的医学科普纪录片《急诊室故事》为例,节目以纪实的手法,全景展现真实的医院和医疗过程,普及医疗救护常规,诸如如何叫救护车,什么病才应该看急诊等,从医疗保健、求医问药、医患互信等角度做了一次很好的科普。加之电视与网络数以亿计的观众,和非说教的故事性的交流方式,创造了科普新高度。与传统科普相比,是新媒体时代一次医学科普的革命性创新与突破。此外,医院也开展叙事医学论坛、征文活动,加强医护人员对医患关系的共情与反思,从"社会-生理-心理"医学模式的角度,提供更加全方位的医疗,推进医学科普的人文性,让医学更有治愈力,让医疗更有人情味。

强化健康促进组织保障

一般医疗机构对健康教育与健康促进工作有一定的人员、经费等保障,随着健康中国行动、健康上海行动的推进和实施,医疗机构的健康促进将得到更进一步的落实。上海市第六人民医院健康促进委员会成立后,将在院党委领导下,负责全院健康教育与健康促进工作的组织领导,充分发挥医疗卫生机构健康促进主阵地、医疗卫生工作者健康促进主力军的作用,完善细化工作职责,研究和讨论健康教育与健康促进工作的重要问题,提出加强和改进医院健康教育与健康促进工作的思路、方案,不断提升医院健康教育与健康促进工作水平。

健康促进委员会将鼓励更多的医生加入科普宣教的队伍,在院内营造全员科普的浓厚氛围。为加强健康科普的规范性和普适性,在院内外组建健康辅导员队伍,借助多媒体手段开展形式多样的培训,提升医务人员、社区工作者、科普志愿者的健康传播能力,打造一支"健康科普主力军"。医院开展健康科普图书编撰工作,总结科普工作的实用案例、经验,全方位地推动科普工作更科学、更理性地开展,将科学性、知识性和实用性完美地结合起来,最大限度地满足社会公众的需求。

此外,还将以患者人工智能 AI 满意度测评为着力点,在门诊患者、出院患者的 AI 满意度测评话术中加入是否进行科普宣教的问题设置,开展调查。患者满意度是反映医护人员医疗服务质量的"金标准",经初步回访数据显示,门诊患者满意度回访中有 49.58% 的患者表示在就诊过程中受到医护人员的科普宣教,出院患者满意度回访中的科普宣教率达到 65.95%。通过患者 AI 满意度测评工具,借助信息化大数据手段,未来可实现全景式地了解医院各科室、各病区在科普宣教领域的工作开展情况,为下一步健康促进工作的开展提供方向。

让市民体验交互式科普

医疗卫生机构作为第一平台,对于健康促进可以发挥更大的功能和作用。以上海市第六人民医院为例,2018 年首次尝试与媒体合作开展线下科普体验活动,开展"小记者访大医院"活动,通过线上发布、线下集结、线上反馈的运作模式,"小记者们"参观采访医院骨科、重症医学科等科室,在青少年群体中推广健康科普,在他们心中埋下医学启蒙的种子。

"乐缘健康科普宣讲团"积极开展"三进"活动,即进社区、进校园、进楼宇宣讲医学科普知识。志愿者走进社区为居民生动讲解高血脂及其用药知识、膝关节常见运动损伤与自我保健方法等；走进校园为孩子们带来假期意外伤害防护的小讲座、常用急救小知识，宣讲团把健康教育融入学校教育环节；走进楼宇为白领们讲解腰椎间盘突出的预防和诊治、甲状腺疾病的常见问题等。为响应上海申康医院发展中心发起的"市民健康科普宣传周"和"医院开放日活动"，医院精心策划，为市民提供"浸润式"科普体验，邀请市民走进医院参观实验室、复合手术室、教学实训中心等地点，揭开医院的神秘面纱，增强患者的体验感，在此过程中潜移默化地实现健康理念的传播。

　　从"健康大讲坛"到"市民健康中心"，再到《急诊室故事》、"乐缘"健康科普宣讲团，"健康促进在医院"不仅要求为市民传播健康理念，更需要医护人员多渠道引导人民群众将这些健康理念、健康管理方法运用到实际的日常生活中，引导居民进行自我健康管理，做到疾病早预防、早发现、早干预、早治疗，成为自己的"健康守门人"，提升居民自我健康管理能力和健康素养。（顾卓敏）

第五章
不同专业的科普"痛点"

第一节　护理科普可以更实用

现在职场上流行这样一句话："让真正听到炮声的人呼叫炮火"，这句话同样适用于护士和护理事业。巧合的是，护理事业创始人和现代护理教育奠基人弗洛伦斯·南丁格尔就是在克里米亚战争中发展并建立起了现代护理事业的雏形。从本质上来讲，现代护理事业就是从战场上发展而来，血液里流淌着战场环境的基因。

作为守护健康战场上最先听到"炮声"人——护士，她们的科普能力是"健康守护战役"中最关键的一环，因为护士们直接与患者及家属接触，也是在医疗环境下，与患者及家属接触时间最长和频次最高的人。如何有效、简单、准确地将科普知识传递给患者及家属们，是护士必须要掌握的技能之一。早在19世纪，护理界就已经认识到推广护理知识的必要性和护理科普的社会价值，而庞大的护士队伍则是护理科普最直接、最富有理论和实践经验的设计者和宣传者。

在长期开展的护理科普实践工作中，我们逐步将经验汇总并形成一套独特的方法，将护理科普理论化，并能基于理论在实践中不断创新，主要有以下三点。

最简单的，往往是最有效的

作为临床护士，每天与患者和家属近距离接触，是和他们相处最密切、相处时间最长的医务人员，患者的吃喝拉撒都逃不过护士的火眼金睛。

以往，护理的科普教育常常依附于医学教科书，难以跳脱医学专业思维和诊疗护理流程，习惯运用大量的专业术语，采取的也是专业讲课和宣教的模式，这种"八股式"的科普不但让患者头疼，也让护士头疼。

患者头疼是因为听不懂，护士为了完成任务依然喋喋不休。而护士头疼是因为，为了准备科普材料确保内容严谨，需要翻阅大量的资料，同时还要耗费大量的时间来制作精美又复杂的 PPT 或海报。这就使得科普知识的传播者和受众陷入内卷式循环，护士越做科普越累，患者越听越烦，最终使得护理科普走入专业有余、实用性不强的陷阱。

我们在长时间的摸索中，专门针对不同科室、不同患者的需求，发挥护士们的积极性，用最简单的语言或流程表来讲述相应的护理科普知识。在科普的实践过程中，我们也注意到，如果护士把科普的"严谨性"要求降低一点，那么护士的"科普热情"和科普内容的"传播性"就会提高一些。当然，这里说的严谨性降低并不是科学性要求降低。

护理科普的目的，并非要传播某项理论或一套系统知识，而是符合患者需要的内容。对于患者来说实用才是王道，他们需要的是"快速指引"而不是"复杂的解释"，就是"知其然"即可，如果总让护士们科普的同时再背负让患者"知其所以然"的重担，一线的护理科普将会变得举步维艰。我们需要给护士们定一个科普严谨性的底线，如"肠胃手术后需要一定期限的流食""康复出院后一定时间内忌烟酒"等，以此"命题作文"，然后让护士们发挥想象力，用最通俗的语言、最简单的话语传递最实用的信息，并在实践过程中对护理科普的对话进行不断打磨，长此以往，科普将会变得非常简单，并且能成为护士与患者沟通的重要工具。

科普毕竟不是"处方"更不是"指南"，一旦生硬就会失去活力，护士们应当学会在不断尝试中寻找每一个科普知识点"严谨性"与"传播性"的微妙平衡。

拓宽内容后的护理科普

科学普及是提高全民科学素养的重要举措，护士是健康科普教育的主力军之一，通过拓宽科普的受众群体和内容范畴，使其更具实用性。以往我们总觉得，护士面对的都是躯体有疾病的患者，科普对象理所当然的也是患者，因此内容也往往是针对某种疾病的知识宣教。随着"大健康"和"治未病"等观念的提出，尤其是习近平总书记指出，要"把以治病为中心转变为以人民健康为中心"，强调要重视重大疾病防控这一保障人民健康的关键一环，强化早期筛查和早期发现，推进早诊早治工作，推进疾病治疗向健康管理转变。目前，护理科普的对象已经不仅涵盖了门诊、住院以及出院后的患者和家属，还包括所有的健康人群。科普的内容也由当初的疾病相关知识扩展为治疗未病、饮食指导和提升身体素质等，真正从疾病的治疗转向健康管理。

在临床上，我们根据科普对象的不同，可以采用不同的健康教育内容，使其获得相应的健康讯息。如在患者比较集中的门诊候诊区和时间段开展护理健康科普，可以传授疾病预防和慢病管理知识，现场培训急救技能，倡导健康生活方式，解答患者关心的问题。这不仅有助于缓解患者在等待就医过程中的焦躁情绪，有效管理患者的在院时间，增进门诊患者的获得感和就医体验，而且能让患者了解到疾病的相关知识，改变不良的生活习惯，科学防治疾病。门诊护士在工作的过程中，可以根据患者的实际需求，制定相关科普的内容，努力满足患者的健康促进需要，也凸显了护理科普的实用性。

在住院期间，护理健康科普教育则贯穿在患者"全诊疗"过程中，包括如何正确留取标本、如何预防跌倒、如何配合检查、手术前注意什么、如何正确服药、如何正确活动保证安全、如何进行有效康复锻炼、出院该注意什么等，每一个环节都离不开护士的细致指导。患者在住院期间获得的科普内容更系统并具有针对性，它不仅涉及住院期间的安全措施、疾病相关的知识，还包括所有患者和家属想了解的其他内容。在临床护理过程中，护士往往会对在护理过程中遇到的一些问题或者曾经出现过不良事件来进行总结，如有老年患者在病房发生了跌倒，于是有擅长绘画的护士以患者安全为主题，将住院期间避免跌倒的安全防范措施制作成绘本，方便患者和家属阅读，从而减少老年患者在住院期间发生跌倒。对于出院后的患者以及健康的人群，则要把正确的防病治病理念和健康教育防范措施传播给他们，从对疾病治疗的科普教育到预防疾病的教育，从"治病救人"转变为"全民健康"，帮老百姓树立起追求健康生活的新态度。

多种媒体形式使护理科普更实用

护理科普要做到形象、生动，能够使用插画、多媒体等形式。但是往往在实际的操作过程中会遇到很多专业方面的问题，比如排版、插画以及视频制作等方面的困难。虽然我们可以花更多的时间,凭借一己之力来解决这些问题,但这种操作显然不是最优的解决方案。

当科普不再是一篇文章、一场讲座,而是与动画、现场演示产生碰撞和融合时,枯燥、晦涩的医学常识就会变得简单、有趣,令人印象深刻。特别是视频和音频形式的科普,为老人、小孩和有阅读障碍的人学习科普提供了便捷的方式。比如,在上海交通大学附属第六人民医院拍摄的《急诊室的故事》,它是上海东方卫视专业编导团队的作品,我们护理的团队在其中更像是作品本身而不是主创团队。随后我们积极同第三方专业视频机构及平台进行合作,制作了全国第一批护理专业的系列科普短音频《护理在线》,在取得了初步成功后,立马启动《护理在线》的短视频项目。短视频制作完成后,积极主动地寻求播出平台,除院内电梯、公共空间、微信公众号专区外,在喜马拉雅FM、今日头条、微博上均有播放。

延伸阅读 ┈┈┈┈┈┈┈┈┈┈┈┈┈┈┈┈┈┈┈┈┈┈┈┈┈┈┈┈┈┈┈┈┈┈┈

预防跌倒护理科普绘本

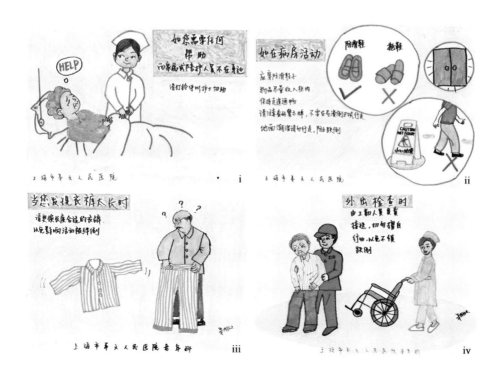

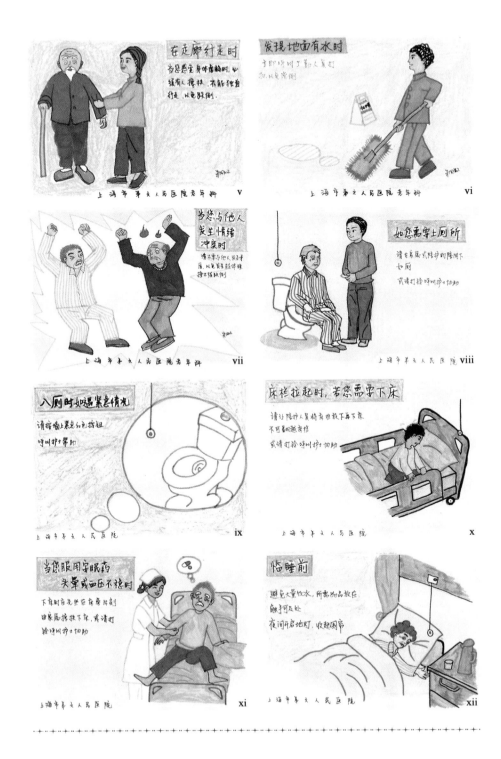

在视频的制作方面,我们和第三方视频制作公司积极探讨最优的工作流程,虚心听取制作公司的意见,并不断打磨我们自己的科普诉求,最后制定出一个经典视频制作流程:护士按照模板和主题撰写初稿,然后视频公司根据初稿进行润色后再由专家进行审稿和定稿;接着视频公司根据定稿制定拍摄方案,制作初样后由护理专家进行审核、修改,最后成片。通过以上流程,护士在制作方面的难题会迎刃而解,从而将更多的时间投入到制作科普内容中去。

既能放出去,也能收回来——精细化的专业科普之路

护理科普怎样才能行稳致远,发挥更大的作用呢?

如果过分迷信大开大合或"放养式"的科普管理和媒体新技术的力量,最后很有可能的结果是昙花一现,即所谓的"网红"。在我们的科普实践探索中也曾经遇到过这样的瓶颈,年轻的医生和护士可能会因为各种原因瞬间引入大量的关注和观看流量,比如颜值、好的口才、应景的科普内容、自主造梗,甚至尝试直播等,但是这样的科普方式很难长久持续下去。只注重科普传播中的单一数据表现是不可取的,护理科普的核心本质还是应当回归到自身的专业技术上来,同时要和医生做好配合,以强化我们科普的专业属性。

护士和医生的联动是确保专业属性的"定海神针",比如在 2018 年冬季一篇"爆款"微信科普文章(内含视频)《雪天防滑,企鹅步》,就是由上海交通大学附属第六人民医院护士在一线调研后发现某一时间因雪天滑倒致骨折的患者激增,在同骨科专家共同讨论后创造了企鹅步,并率先在院内由护士向住院的患者及老人推广普及,得到明显效果后迅速制作成短视频并由医院微信公众号发出,一经发出即成为了爆款。

教科书上并没有企鹅步防滑的说明和介绍,而正是基于骨科临床诊断的专业数据和经验,由一线的专家、护士们在实践推广的基础上逐步完善出来的,护理科普在其中就是不可或缺的一环,但溯及源头还是在于自身专业的扎实储备。类似的例子还要很多,比如,在企鹅步防滑的基础上开发了一系列的预防跌倒科普绘本,以及各专科的康复系列视频等。可见,在科普既能"放出去"的同时,我们依然要思考自身专业本身,不能为了博流量和眼球过度消耗

患者对于医务工作者的专业信任,做到"收放有度"。

总之,护理科普的本质是要发挥护士在"炮火前线"的作用,在扎实自身专业实力的基础上,做患者听得懂、用得上、有趣又靠谱的科普知识,这样的科普才能行稳致远!(胡三莲)

第二节　药学科普关注合理用药

对普通人来说,医药是不分家的,虽然期盼"不药而愈",但几乎所有患病状态下,还是希望能"药到病除",认为再好的治疗也都离不开对症下药。在对药物的认识、药物与疾病关系的认识等,社会上存在着的诸多不科学认识或用药"隐患",对药物知识大部分人不知、不明、不了解,甚至药物治疗都是靠自己、靠打听、靠互传,"跟风吃药"、唯"贵药、进口药、新药"为尊、"补液能加快疾病痊愈"等用药误区比比皆是。

有统计发现,我国每年约有 250 万人因为用错药而导致健康受损,最终导致死亡(所谓"药源性")人数超过 20 万人,约是全国交通事故死亡人数的 2 倍。看到这些触目惊心的数字,医药卫生工作者无不会受到极大的震动,药学工作者更是理所应当走进药学科普的工作中去。走上药学科普之路后,你会发现"防病胜于治病"的重要性,唯有药学知识的普及才能防患于未然,才能使老百姓感到有帮助、有收获、有保障,这才是药学工作者对社会的真正贡献所在。

接地气的药学科普

高深的药学原理、复杂的药物结构或难懂的药物反应令老百姓一头雾水,而唯有"接地气"的科普才会受到他们的欢迎。一般来说,百姓们不希望仅仅获得药学专业式的"谆谆教导",而例如"何时吃药、如何吃药、如何吃药才安全、如何吃药才合理"等才是他们迫切想搞清楚的,也正是他们一直渴望获得的知识。因此,药学科普不能一味地追求"高、大、上",实实在在地为老百姓解决实际的问题,才是接地气科普的关键。如此科普工作,善莫大焉!

药学工作者清楚地认识到了科普的重要性,但普及的科学知识,绝不是拍拍脑袋就会一蹴而就的,需要我们付出艰辛的努力,去充实自己的专业知识,并不断更新,去查文献,去结合临床的实际情况,有时甚至要结合自己或者家人的疾病状况和用药情况,进行科普创作的尝试和实践。"神农尝百草"绝不是夸张和臆想,"换位思考"绝对是积极有效的。用科学的思维去思考问题,总结经验,提炼精髓,再用通俗易懂的方式进行表达、传递,才是科普的"王道"。与科学研究同样,科普同样应力求与时俱进,务必准确无误。

就科普工作特点而言,一个人的力量总是有限的,唯有构建给力的科普团队,结合自身的努力,以点带面,直至塑造经典的科普品牌,持续开展科普工作才会被老百姓所认可,为社会所接受。所谓"不忘药学初心,牢记科普使命"!

医学、药学科普异曲同工

同样是为老百姓服务,同样是采用简洁明了、通俗易懂的文字,同样是采取多种多样的表达方式,同样是为了普及科学知识,医学科普和药学科普有着诸多的相似点,但又存在着差异,异曲而同工。

说到底,药学是医学的一个重要分支,但又不雷同于医学。医学重实践,药学重理论,从某种意义上说药学科普更难于医学科普。医学看重亚专业,药学的亚专业分类较为模糊,一般只是以特殊人群来进行划分,如儿童药学科普、老年人慢病科普、孕妇及哺乳期妇女特殊时期的科普等;医学看重疾病本身,药学则看重药物运用,侧重点的不同使得科普的受众人群诉求也不尽相同。

举个例子,作抗凝药物华法林的科普,医学科普势必会在疾病的诊断、用药方法、剂量疗程上用很多的篇幅。比如说,何谓血栓栓塞性疾病,疾病的预防和治疗,华法林的用法用量,疾病治疗的预后情况等。而从药学科普来考虑,治疗效果只是药物的一方面,不良反应也是不能忽视的。事实上,药物的临床治疗就是在药效和不良反应之间寻求平衡点,以求药效的最大化,并尽可能规避不良反应的发生和发展。所以,即使是华法林这样一个非常经典的药物,合格的药学科普一定会反复强调初始用药时需要频繁监测国际标准化比值(INR 值),因为只有达到目标值后才有可能避免出血的风险,以保证临床用药的安全。

药学工作者的优势在于对药理知识的娴熟于心,通过药物的"前世今生"

讲解可以给老百姓普及合理用药的科学知识。老百姓对药物知识很迫切,药学工作者应该也必须以药物为切入口,来开展各式各样的药学科普工作。药学人员深谙药学专业知识,可以把缓释剂、控释剂的释放、崩解细细道来,药物的吸收、代谢、分布、排泄也可以阐述清晰,药物之间的配伍禁忌如何规避,"一通百通"。一句话,药学科普关注的应该就是:合理用药!关于药物的一切均是药学科普的主"战场"。当然,"热点"药物、特殊人群用药、药物的不良反应、防病胜于治病的理念仍旧是药学科普的重中之重。

除了要具备炉火纯青的药学知识,想成为药学科普"大咖"还必须不断积累临床知识,只知道药理知识但不熟悉临床思维是不会成功的。在这点上,医药复合型人才有着得天独厚的优势,且已经获得了很大的成功,药学工作者有空可以多到临床上"混"些时间。还有,医学科普专家一般会立足于自己亚专科的临床行为和药物运用,在"深而精"上是具有优势的,但在"广而全"上则有所欠缺,药学科普专家却恰恰相反。

综上,医学、药学科普相互关联又各有特点,是点和面的关系与区别,协同而又互补,侧重而又贯通,都是以为人民群众提供高质量的科普服务为己任的,二者缺一不可。

不忘创新与使命

应该说,药学科普是一条令人无限憧憬又充满艰辛的科普之路,但为了药学事业的发展,更为了人民的健康和社会的进步,全社会都应该给予足够重视,让药学科普更多地融入社会,为广大人民群众提供近距离、最为贴心的药学服务。应该积极响应和践行党的十九大报告提出的要求,我们要坚持把人民群众的小事当作自己的大事,从人民群众关心的事情做起,从让人民群众满意的事情做起,不断创造美好生活!

以上海交通大学医学院附属瑞金医院为例,作为一家集医疗、教学、科研为一体的三级综合性大型医院,不仅在疑、难、危、重等疾病诊疗领域不断实现了技术的革新,更是秉持了"广博慈爱,追求卓越"的精神,肩负了健康教育、科学普及的社会责任。而药师们将"上网络媒体、下社区宣教"有机结合,致力于合理用药知识的传播和普及,旨在提高民众合理用药的意识和能力,并产生辐射效应,着力提高民生福祉。

过去的科普，主渠道是通过报刊进行宣传，进而依托课堂讲座宣讲和现场咨询，当然偶尔也会借助电台、电视台节目的宣教，往往存在辐射面不广、效率不高、持续性不强的问题。而如今，互联网时代的到来，社交新媒体工具的日趋普及，让药师们有了更多的科普渠道和手段，能够让药学科普工作更具活力、更加新颖、更能融入广大人民群众的日常生活中去。此等种种，药师们始终在思考并变革，力求把药学科普工作做扎实，做深入，惠及于民，并产生蝴蝶效应。

"瑞金药师讲用药"微信公众号上，既有"网红药物"解析，又有应对感冒鼻塞的出谋划策，既有让年轻父母"牵肠挂肚"的儿童用药解答，也有教您辩证看待中药的专业指南。微博"石浩强教你合理用药"拥有超过百万的粉丝，在药学界遥遥领先，接受来自五湖四海患者的药学咨询。"实话石说"专栏文章多多，与东方网食品药品安全频道、黄浦微科普、全国药品安全合作联盟（PSM药盾公益）、非公立医疗机构等多个平台合作，着力科普合理用药知识。此外，拥有多年的文学、漫画功底的药师可为患者绘制一幅幅形象生动、简洁明了、专业可靠的合理用药海报，配合自编、自演、自录的合理用药视频，图文并茂，让公众随时看、随时听、随时了解关于合理用药的一切知识。药学科普视频突破了地域上的限制，短短几分钟的深情演绎，老百姓喜闻乐见，非常受用，在平台的支撑下，十万、几十万、百万的阅读量已经成为现实。新媒体技术贯穿科普的整体，药学专业知识加上新媒体的表现形式演绎出了当今药学科普的华丽篇章。（石浩强）

第三节　中医药科普怎么做

"中医药科普"作为医学科普的重要组成部分，顾名思义是对大众进行中医药预防保健知识等的科学普及，弘扬中医药文化。中医药学是我国人民在几千年生产生活实践和与疾病的斗争中逐步形成、不断发展的医学科学，融合了中华民族各个历史时期先进的科学技术与人文思想，为中华民族的繁荣昌盛做出了重要贡献，是中华民族优秀传统文化的重要组成部分。中医学植根于中国传统文化，是民族智慧的结晶，为中华民族繁衍昌盛做出了不可替代的贡献。现在为大家耳熟能详的"治未病""大健康""冬令进补""冬病夏治"等时髦词汇,实际上都有中医药科普的内涵。

中医药科普简要回顾

与其他学科的科普相比,中医药科普具有鲜明的自身特点,一段时间以来,大多数中医药科普内容是围绕以下内容展开:中医药基本核心理论;治未病及中医外治法(包括针法、灸法、按摩、导引、气功、中医养生功法等);中草药辨识及功效;中医药膳食疗等。中医药科普承载形式大致分传统媒介(讲座、报刊、书籍、广播、电视)及互联网平台新媒介。

中医药科普工作开展的现状,呈现出与所在地域经济发展水平相关的特点。比如,北京、上海、广东等经济相对发达的地区,中医药科普工作开展得早、开展得好,部分欠发达地域中医药科普工作开展相对滞后。图书、报刊、广播电视等传统媒介传播范围相对较大,其长处是便于打破时间和地域上的限制,但传播频度方面不如新媒介。中医药高校、特色中医医院、中医药博物馆及中医药科普团队由于地域的局限性,辐射范围较小,只能通过夏令营、参观、讲座等活动进行"点"样传播,限制了中医药科普工作的深入。新媒体时代,其他领域基于"互联网 +"的科普传播竞相开展,系列动画、系列短视频层出不穷,这也提示中医药科普传播媒介存在较大的发展空间。值得关注的是,利用中医药开展虚假宣传、打着中医药科普旗号招揽生意的是伪科普,并不是中医药科普。

如何做好中医药科普

中医药学是中华民族的瑰宝,是中华民族传统文化在当今的主要承载和代表之一。中医药学不仅对多种常见病、疑难病的治疗效果显著,在很多时候还能起到未病先防、已病防变的预防保健效果。普及中医药知识是要通过多种形式和方法让大众了解和熟知中医药基本知识、中医药养生思想、中医药防病治病的基本原则与常用方法。

中医药科普既是一项在实践中循序渐进、不断发展改进的长期工程,也是一项影响未来中医药发展、关系国民文化自信和健康素养的重要事业。应努力加强中医药科普工作,从多个方面入手,切实解决中医药科普过程中存在的各项问题,将中医药科普落到实处。

● 围绕对中医术语解读　中医古典医籍中蕴含不少文言文构成的中医术语名词,给科普增添了难度。比如,"心火""肝火""肾水""肝阳上亢""心者君主之官""肾为先天之本""脾为后天之本"等,这些中医药领域的核心专业术语是中医药知识体系构成的基石部分,但是对于普通民众来说确实存在难以理解的地方。反过来讲,把这些拗口的中医基本专业词汇尽可能地用大白话翻译清楚、讲得明白,正是中医药科普必须或者首先要考虑的工作。只有普通民众听得懂、看得明、记得住中医药学的基本术语,才可能实现中医药学走进千家万户,才可能真正夯实中医药学生存、发展的土壤。

● 围绕中医医理科普　中医医理是运用中医药理论来诊断、辨治和预防疾病,指导临床用药的理论依据。中医理论有以体质学说、藏象经络、气血津液为主的中医基础理论;以外感六淫、内伤七情等为主的病因学;以望、闻、问、切四诊为手段,脏腑辨证、八纲辨证、卫气营血辨证为主的中医诊断学;以君臣佐使、七情和合进行药物配伍的方剂学;以经络、腧穴学说为主要内容的针灸学等。对上述中医医理内容的现代化解读都是中医药科普需要重视的内容。

"正气内存,邪不可干"这一句《黄帝内经》的经文对很多人来说耳熟能详。什么是"正气"、什么是"邪气"? 中医学将人体的生命力、抵抗力,称之为"正气";而将外界侵袭肌体的致病因素称之为"邪气";中医学的发病观认为人体得病的根本原因是在于机体抵抗力下降时感受"邪气";反过来说,如果机体自身的"正气"强旺,则能够抵御"邪气"的侵袭而不得病。由此可知,中医医理在科普传播中也面临着与中医术语类似的难点,也需尽可能用通俗易懂的语言进行宣传解读。

● 围绕"小妙招"进行　自古以来,中医药一直以"简、便、验、廉"著称,药食同源的理念也被广大群众所接受。在进行科普宣传时,可以加强突出日常生活中疗效确切、简便易行的方法介绍,提高兴趣和参与的积极性。比如,许多原因都可能引发呕吐,而日常生活中也有许多中医小妙招可用于呕吐或干呕不止,如生姜5片、醋20毫升、红糖50克,用沸水冲泡15分钟,分多次饮用;萝卜叶捣汁,开水送服或加红糖水冲服;甘蔗汁1小杯,生姜汁1汤匙,混匀后加热饮服,每日2次等。孕吐也是常见的呕吐类型,对于轻度的妊娠期呕吐,可以通过合适的饮食及生活方式调整等手段,减轻孕妇的不适症状。生姜作为一味常用于止呕的中药,对于孕吐的治疗也是安全有效的。发生孕吐时,可以让孕妇口含生姜片或饮用姜茶。如果恶心、呕吐症状严重,还可以尝试中医穴位按摩和针灸等。类似简便廉验的"中医药小妙招"非常多,将它们应用得当,对于推广中医药文化、推进中医药科普非常有效。

● **围绕养生谚语科普** 中医药学是中国传统文化的承载者和记录者。很多中医药方名、药名、穴位名称都饱含中国传统文化的精髓,所蕴含的哲理和精义非常深,完全可以用来进行中医药科普。比如,补气的代表性方剂"四君子汤",利咽喉的药物"千层纸",急救针刺的穴位"人中穴",灸疗的代表性方法"隔姜灸"等,单单这些名词就是做中医科普的好内容。寥寥数字,其涵义引人入胜。四君子汤因方中四味中药皆为平和之品,温而不燥,补而不峻,益而无害,取"君子致中和"之义,故得名。七宝美髯丹因由七味药组成,能补肝肾、乌须发,故得名。又比如,基于小儿纯阳、脾常不足理论发展出的生活经验"若要小儿安,常须三分饥与寒";基于三因学说发展出的生活经验"冬吃萝卜,夏吃姜";基于经络理论发展而出的生活经验"常灸足三里,胜吃老母鸡""小儿厌食刺四缝"等,这些类似大白话的中医药"养生谚语",正是中医药科普好的切入点。

● **可以结合名人、历史事件** 对于代表性历史事件和人物,人们耳熟能详,更容易被大家接受和认同。比如,中药徐长卿源自乡间走方郎中、中药刘寄奴源自宋高祖刘裕;中药食疗方茯苓面、麦门冬饮源自苏轼;建议适量食姜,出自孔子"不撤姜食,不多食";"杏林"一词出自三国名医董奉,要求每一位治愈患者植杏树,数年后郁然成林,每逢杏熟,"一斗稻谷换一斗杏",以此救济平民百姓,后世由此常用"杏林春满""誉满杏林"等词称颂医生医术的高明和医德高尚。

● **也可结合中国传统文化** 中医科普可以结合中国传统文化来进行,比如中药药名、方名蕴含的中国文化哲理等,通过深入浅出的故事讲解,使得科普形式生动活泼,有文学色彩,让人喜闻乐见。"言而无文,行之不远",这就要求中医科普工作者既要熟悉医学科学知识,又要多学点文学,在科普文采上多下功夫。甘草是最常用的中药之一,有许多别名,蜜甘、蜜草、甜草等,都与甘草味道甘甜有关。甘草性情甘平补益,又能缓能急。入药方中对一些性情猛烈的药物,可以起到制之、敛之的作用;在不同的药方中,可为君、为臣、为佐、为使,能调和众药,使它们更好地发挥药效。在中草药的王国里,甘草是国之药老,故有"国老"之称。

● **结合现代医学进行**　结合现代医学进展做中医科普,同一疾病从中医、西医不同角度进行认识,明确中西医各自的优势所在,厘清思路,找准最佳结合点,从而能够更有针对性地进行科普宣传。比如蛋白尿、血尿、水盐代谢紊乱、高血压、肾功能不全是肾脏疾病不同时期的常见表现,但在中医典籍里面,没有"蛋白尿、血尿、水盐代谢紊乱、高血压、肾功能不全"等名称,与之对应的是"尿浊、尿血、水肿、眩晕、关格/溺毒"等记载。这种对同一事物在两种医学里面的两种描述和表达,实际上也是大家喜闻乐见的科普内容。

● **结合百姓关心的内容**　近年来,"冬令进补""冬病夏治"等观念广受推崇,随之相关中医药科普广泛应用。中医理论讲究"天人相应",四季有"春生、夏长、秋收、冬藏"的不同,冬季时人亦处于"封藏"时期,此时服用补品补药,可以使营养物质易于吸收蕴蓄,进而发挥更好的作用,故名"冬令进补"。《素问》提出"春夏养阳""长夏胜冬",因此克制关系对于一些在冬季容易发生或加重的疾病,在夏季自然界阳气最旺盛的时间对人体进行药物或非药物疗法,包括穴位贴敷、针刺、药物内服等益气温阳、散寒通络,提高机体的抗病能力,从而使冬季易发生或加重的病症减轻或消失,达到防治目的,故名"冬病夏治"。二者是中医学"天人合一"的整体观和"未病先防"的疾病预防观的具体运用。

(龚学忠)

第四节　公共卫生科普关注全人群

在公共卫生领域,医学科普涵盖在健康教育与健康促进范畴中。健康教育学是培养公共卫生从业人员的必修课程,在公共卫生专业岗位的年度或项目工作中,健康教育已经越来越多地被列为规定动作。因此,在公共卫生领域对于医学科普有着相对更高的期望和追求,医学科普不仅仅是实现卫生宣传的一种手段,更应形成有计划、有组织、有系统的健康教育项目,以达到健康促进的目的。

目前,公共卫生科普的基本特征是以社区为基础、按病种或学科分类,以法定卫生节日为重点开展。

公共卫生科普以社区为基础

公共卫生更关注全人群,而在社区范围内才有可能面向全人群,因此以社区为基础是公共卫生领域开展医学科普工作的根本依托。这里的"社区"并不等同于居民住宅小区,也包括商业街、办公楼宇、工厂、学校等企事业单位,即所谓"功能社区",或者兼而有之的联合片区,因此人口状况比较复杂。在总体上,社区人群中的患病或高危群体通常是属于"少数"的,其表现出的卫生需求远远少于实际卫生需要,要开展效果理想的医学科普工作应事先分析掌握基本的人群特征,积极寻找突破口,制定适宜方案,才能达到覆盖人口最大化的目标。

随着我国公共卫生事业的不断发展,已逐步形成了专业防病机构(疾病预防控制、妇幼保健、精神卫生等)、医院和社区卫生服务中心组成的三级公共卫生网络,成为区县以上区域公共卫生体系的基本架构。日常开展各项疾病防治工作,承担集疾病监测、健康保护、患者随访管理、健康教育、早诊早治和社区康复等疾病预防和控制职能。在区域行政管理部门的领导下,专业防病机构承担着辖区内各类疾病防治项目的设计、组织、培训、技术指导和评估任务,而具体实施则依靠区县级专业防病机构、医院与社区卫生服务中心,且主要是社区卫生服务中心,并发动全社会的积极参与配合,医学科普工作亦不例外。

公共卫生体系建设通常从调查和监测工作起步,由此建立了多种疾病和危险因素的监测系统,积累了可靠的横断面或连续性的人口和流行病学资料,形成了进行社区诊断的基础。健康教育作为疾病防治的重要策略之一,受到了越来越多的重视和欢迎,因此配套的人、财、物,以及培训与信息资源也占有越来越大的比重,这就为在社区基层开展公共卫生科普工作提供了良好基础。

公共卫生科普的分类与重点

公共卫生领域是二级学科众多,更有独立的健康教育与健康促进专业。一般按病种或学科分类来设置专业条线,可细分为传染病防治相关的急性传染病、免疫规划、病媒生物、艾滋病/性病/麻风病、结核病、寄生虫病等,慢性非传染病防治相关的心脑血管疾病、高血压、糖尿病、肿瘤等,职业卫生与中毒控制、食品卫生与食源性疾病防治、营养卫生、环境卫生、放射卫生和学校卫生等，还有妇幼保健、精神卫生、眼耳口腔保健等，可谓是"千针万线"，并最终大部分要落实到社区。

这些专业条线会从各自管理的病种和危险因素出发，从监测、预防到患者随访管理等环节设计出全程的防治业务流程，且都会将医学科普或健康教育、健康促进工作纳入其中，由此在顶层设计上决定了按病种或学科分类的基本格局。

但是，当这样的格局逐层下沉到社区时，机械地执行"上下一盘棋"，很容易产生分配资源、工作要求和社区现状的脱节。比如，在很多地区，麻风病、血吸虫病等已经销声匿迹数十年，但是相关医学科普的工作要求仍在，甚至成为了唯一可开展的工作。如果同样按照疫区的方式方法来锁定科普对象，展开科普内容，则收效甚微。在基本格局下，每个辖区都需要进行工作要求的调整和资源的再分配，才能体现和发挥以社区为基础的优势。

此外，我国结合本国国情，同时响应世界卫生组织等国际组织的要求，设定了多个法定卫生节日，成为每年公共卫生领域开展医学科普工作的重点。

卫生节日科普的基本模式

各法定卫生节日的医学科普工作通常由国际组织或国家级单位确定年度主题，各上级单位制定具体的执行方案，但并不一定为下级单位准备必要的医学科普资料。有能力和条件的单位可提前准备相应的医学科普材料，注意突出主题，完成上级单位布置的任务目标。如果能够基于辖区特征，结合自身特点，进行适当的扩充甚至修改，可以获得更佳效果。

主题一般是通过对目前该类疾病的防治形势需要分析、或为配合国家或地方新近出台的相关政策方案和指导性意见，或者出于某项防治活动展开的需要来拟定。通过对主题的理解和诠释，来推动辖区内开展工作计划的思考，也可增加更适宜本地需要的副标题。主题（副标题）能够与时俱进、聚焦热点，可以获得更佳的科普效果，尤其是得到媒体的关注，使之积极参与，起到全面宣传的作用。

需要考虑的医学科普形式是在公共场所举办综合性科普活动，这也几乎成为一种惯例。选择在卫生节日期间，特别是邻近的双休日假期，到人流

主要卫生节日表

2 月 4 日	世界癌症日
3 月 3 日	全国爱耳日
3 月 24 日	世界防治结核病日
4 月	全国爱国卫生运动月
4 月 7 日	世界卫生日
4 月 15—21 日	全国肿瘤防治宣传周
4 月 25 日	全国儿童预防接种宣传日
4 月 25—5 月 1 日	全国《职业病防治法》宣传周
5 月 15 日	全国碘缺乏病宣传日
5 月 31 日	世界无烟日
6 月 6 日	全国爱眼日
7 月 11 日	世界人口日
7 月 28 日	世界肝炎防治日
8 月 8 日	全国健身日
8 月 25 日	全国残疾预防日
9 月 20 日	全国爱牙日
9 月 21 日	世界阿尔兹海默病日
9 月 28 日	世界狂犬病防治日
10 月 8 日	全国高血压日
10 月 10 日	世界精神卫生日
11 月 14 日	联合国糖尿病日
12 月 1 日	世界艾滋病日
12 月 15 日	世界强化免疫日

较多、适宜开展的公园、广场或商业街的空地举办大型的科普宣传和医学咨询活动,组织和吸引全人群的关注和参与,同时发放相应数量的科普资料。

科普资料的内容应该是为本次主题特别设计制作或者选定的,一般包括用于张贴的海报、用于展示的图文展板和用于发放的手册或折页等。在各个社区居民点、社区卫生服务中心和部分医院，以及学校企业等功能社区场所，设置海报张贴点，及时张贴海报，已经形成了常规配置，一般不应随意张贴。引发关注是海报的主要作用，如果有条件可以予以展板展示，给受众直接的图文科普。

充分利用公众媒体对科普活动的开展情况进行宣传报道，可使得科普的影响力得以最大化。各媒体也会在知晓率较高的卫生节日期间主动准备内容，因此对于围绕主题的信息发布和科普文章是乐意报道的。而今，新媒体的出现，使得单位和个人都轻松拥有了向公众发布内容的平台，更具自主性。要重视新闻统发稿的编撰，稿件可对目前辖区最新的疾病流行和防治工作的实施做简要的通报，提出年度主题，阐述其意义，介绍科普活动的计划和安排，告知户外活动点的地址、时间和内容，以及其他信息。

延伸阅读

公共卫生与临床等其他领域开展科普有什么区别

公共卫生领域是从健康教育和健康促进的高度开展科普工作，重视目标人群的覆盖和效果，利用有限资源，尽可能地扩大活动的规模影响。比如，对于科普讲座的举办，除了关注其内容质量，还要考虑如何有效招募目标人群的参与；对于图文或视频类的科普作品，也要考虑采取哪些适宜的发放或投放范围和方式。对于公共卫生科普人员的要求，首先是能够成为一名策划组织者，而不是单纯的科普作者或讲者；其次才是视个人能力而异地参与到活动的各个环节中。在科普内容的组织上，应注意贯穿三级预防的全程，特别是需要创作积累更多一级、二级预防的内容。

公共卫生科普主要面临的困难是落实目标人群的困难，尤其是所谓"无病"的健康人群，以青壮年为主。因为他们处在"无病"阶段，对于健康宣教的主观意愿较低，但他们中的大部分也正处在"病前"阶段，科普工作的意义重大。如何将科普工作拓展到功能社区，从而覆盖到这些人群，应该是努力的方向。另外，基于大多数疾病存在遗传性，以及生活行为家庭聚集性的特点，通过动员患者影响其家庭成员，也是一种可行的对策。

在更多的社区场所,医学科普的形式可以因地制宜,从黑板报、横幅、橱窗、墙报、展板和电子屏或电视屏的静动态展示不一而足,但是具体受众的数量和传播程度极难评估。因此,组织健康居民或患者及其家属参加健康讲座、医学咨询、观摩室内外宣传等其他活动,成为重要的科普方式,举办形式和招募数量视需求和资源的多少而定。

新闻发布会的形式可以获得更佳的媒体宣传效果,也常被采用。向媒体记者告知更多的信息,并使之对于信息的理解和转述进一步详尽且正确,特别适合于对专业数据报告的解读或者结合大型防治项目开展的需要。

探索不断推进的方向

公共卫生科普以社区为基础的特征,应当因地制宜的选定科普内容和方式,而按病种或学科分类和以法定卫生节日为重点的组织形式却反而使得社区基层的科普工作容易面面俱到、浅尝辄止。

随着全社会对医学科普需求的提升,各专业条线也都认为每年在法定卫生节日之外的大部分时间是更需要开展相应的日常性科普工作,而且这不是简单的工作延续,而是公共卫生科普工作的常规化、频繁化和系统化,并达到工作效果可考核、可评估的目标,乃至成为具备一定体量的独立项目。

1952 年兴起并延续至今的爱国卫生运动、2003 年 SARS 大流行和 2020 年新型冠状病毒大流行,以及类似 1988 年上海甲型肝炎大爆发后相应科普活动的集中开展都是公共卫生科普项目的典范。但是,大部分专业条线很难引发全民如此关注,需要调动大量社会资源。

随着死因谱和疾病谱的悄然变化,在人口老龄化和城市化日益加剧的背景下,慢性病防治受到更多的关注,相关医学科普的需要也从单纯的病后诊断、治疗、护理和康复,拓展到病因预防和筛查,这就给并不从事临床诊疗的公共卫生专业人员提供了更多的内容舞台。另一方面,慢性病的病因关系不同于大部分传染病的"一因一果",而是多因多果的,即一因多果和一果多因相混杂。这就为综合干预提供了可行性,从不健康的生活和行为方式入手开展医学科普,防治多种慢性病,提高整体健康水平。

1992 年世界卫生组织在世界健康大会上发表的《维多利亚宣言》中提出了健康四大基石的概念,即平衡膳食、适量运动、戒烟限酒和心理健康,可以显著减少高血压、糖尿病、脑卒中、冠心病和肿瘤的发病率,并提高患者的治愈率和生存率,使现代人平均预期寿命延长 10 年以上。这一重大理论的提出,给予公共卫生从业人员极大启发,明确了慢性病乃至整个以社区为基础的公共卫生科普工作的发展方向,至今仍是科普的主要内容。

随着我国公共卫生事业的不断发展,相关条件也日益成熟。2007 年由原国家卫生部、全国爱国卫生运动委员会和中国疾病预防控制中心共同发起了"全民健康生活方式行动"项目,以"和谐我生活,健康中国人"为主题,在2007—2015 年持续而广泛地开展"健康一二一"的科普活动,即"每日一万步,吃动两平衡,健康一辈子",取得丰硕成果。2016 年起又提出了"三减三健,全民行动"的主题,即"减盐、减油、减糖、健康口腔、健康体重、健康骨骼",内容丰富而多样、具体。这些品牌项目起到了良好的示范效果,综合防治的理念也深入到了公共卫生科普活动中。(吴春晓)

第五节 口腔科普从小抓起

我国有近 3 亿儿童,乳牙龋无论是发病率,还是总量,都非常触目惊心,对社会造成非常严重的负担。因此,在我国加强儿童口腔疾病的综合干预势在必行,开展形式多样的健康科普教育活动也必不可少。

学龄前儿童综合口腔健康干预

针对学龄前儿童,我们要进一步加强口腔健康知识传播,提高口腔健康保健认知水平,促进儿童口腔健康行为习惯的建立和养成。家长需指导和帮助儿童掌握正确刷牙习惯,进行良好的菌斑控制,推广含氟牙膏的使用,在学龄前儿童群体中定期对乳牙列使用氟保护剂涂布。

针对学龄儿童,卫生部门应联合教育部门开展学校儿童口腔健康促进项目,把口腔健康教育内容纳入学校健康教育体系内,提高儿童和青少年的口腔健康素养,普及口腔健康基本知识和龋病、牙周疾病、错颌畸形等防治措施,促进儿童养成良好的饮食和口腔卫生习惯。每半年进行一次口腔检查,建立口腔健康档案,及时发现龋齿,及时实施早期龋的充填治疗,阻断龋病的发展,对"六龄牙"进行窝沟封闭、开展氟保护剂涂布等适宜技术,实现适龄儿童全覆盖。

针对家长进行口腔健康教育,提高家长的口腔保健意识,对幼儿的口腔健康起着尤为重要的作用。很多家长的口腔健康意识淡薄、刷牙方法不正确,这直接导致了幼儿在这方面意识的薄弱。家长对乳牙龋齿的认知程度低,会直接影响到幼儿对龋病的认知程度和口腔卫生习惯的养成。家长口腔保健意识水平的提高有助于幼儿口腔卫生状况的改善。

近年来,对于乳牙龋的预防关口前移至孕妇和婴幼儿,这越来越取得共识。这就需要由口腔专业防保人员,联合妇产医院、妇幼保健机构、社区卫生服务中心等,开展孕期口腔健康教育,让每个准妈妈和监护人了解正确的婴幼儿期口腔保健知识,避免不良的喂养、日常饮食和口腔卫生习惯,从源头预防龋病的发生。

常态化口腔健康教育

学龄前儿童大部分时间都在幼儿园里度过,除了接触家庭成员外,接触最多的是幼儿园老师。因此,在幼儿园开展口腔保健知识的健康教育和科学普及活动,对幼儿口腔健康认识的提高、口腔健康习惯的养成起着决定性作用。需要不断加强儿童口腔保健健康教育的制度建设,将口腔健康教育列入幼儿园工作日程,并纳入教学计划,保证口腔健康教育课时数。由卫生保健老师主持,加强班主任老师口腔健康教育培训工作,定期邀请口腔科医师举办讲座。

幼儿园的口腔健康教育涉及众多学科领域,如行为学、教育学、传播学、医学、社会学、心理学等。幼儿园在针对儿童进行专门口腔健康教育时,应采取形象化、多样化、具体化的手段,将口腔卫生保健知识融入美术、音乐、语言、游戏中,加强幼儿的口腔健康意识,使儿童了解乳牙龋齿的危害及主要影响因素,内容力求通俗易懂,具有针对性,有利于推进口腔健康知识的普及。可通过影像、动画媒介等配合老师或防保人员讲解生动的实例与反面案例教材,督促幼儿培养良好的口腔习惯,使幼儿自身重视口腔保健的重要性。

要降低龋病率,不仅需要针对家长与儿童进行口腔保健教育,而且需要维持口腔保健教育常态化这一根本性的措施,其基本目标在于保持口腔保健教育的常态化,实现"家园共育",要让口腔健康科普教育活动贯穿于整个幼儿园教育活动中。通过开展一系列口腔健康教育活动,使幼儿的口腔保健得到了充分重视,幼儿饮食习惯得到改观,幼儿园幼儿口腔健康教育工作方能取得较好成效,从而有效地降低幼儿的龋齿发病率。

　　幼儿园教师在口腔健康教育活动中发挥着关键作用。幼儿园教师应致力于把口腔健康常识贯穿于幼儿每一天各个环节的教育教学活动,要有意识地对幼儿进行教育,这样才能使幼儿养成良好的卫生习惯。比如,在幼儿进园开始一天生活的时候,幼儿园老师和保健老师可以通过每天的晨检,了解幼儿是否刷牙,也可以发现简单的口腔问题。在必要时,还可以对没刷牙的幼儿进行劝告,对于已刷牙的幼儿应给予表扬,这种激励教育会激发他们刷牙的积极性。在每次餐后组织漱口,提醒幼儿饭后注意口腔卫生,促使幼儿们保持良好的口腔卫生习惯。通过课堂游戏环节培养良好的口腔卫生习惯,游戏是幼儿的基本幼儿园活动,很多教育教学活动都以游戏方式进行,通过游戏活动普及幼儿口腔卫生保健知识是很好的方式。比如组织幼儿观看爱牙护牙的儿童剧,组织幼儿玩"过家家""娃娃家"等游戏,让幼儿扮演爸爸妈妈、爷爷奶奶,通过角色转换,对扮演孩子的幼儿进行口腔卫生保健教育,告诉幼儿要从小保护好牙齿,督促养成刷牙、漱口等良好的卫生习惯,如果发生牙齿疼痛,就要去看牙医等的良好意识。

　　习近平总书记强调:"科技创新、科学普及是实现创新发展的两翼,要把科学普及放在与科技创新同等重要的位置。没有全民科学素质普遍提高,就难以建立起宏大的高素质创新大军,难以实现科技成果快速转化。"全国口腔卫生工作者都有义务和责任,开展多样化的口腔健康教育,有效实施健康行为干预,大力提高儿童口腔保健知识知晓率,提升儿童口腔保健知识的认知水平,才能有效降低龋病等口腔疾病的发病率,保障广大儿童和青少年的健康成长。(陈　栋)

第六节　社区科普要接地气

　　社区健康科普是居民获取健康信息的重要渠道。从踏进社区映入眼帘的健康教育宣传栏、健康步道和主题公园,到布局温馨的活动室内开设的健康讲座、进入千家万户的健康支持性工具、利用公众号或社群发布的健康信息等,都是针对社区居民进行健康科普的常见渠道。

目前社区健康科普受众以老年人群为主,按部就班完成科普并不难,难的是打破年龄和知识的"代沟",让受众真正掌握健康知识、养成并维持健康行为,甚至主动向周边人群传播健康知识和理念。这需要社区科普工作者更接地气,从而有精度、有温度、有深度、有广度地开展社区科普工作,使受众看得明白,听得清楚,记得深刻,用得顺手。

融入社区,对症下药

社区科普要熟悉辖区内居民的基本情况、健康状况、健康信息来源及获取情况、生活环境和风俗文化、生活方式及不健康生活方式的原因,从而精准触达受众的健康需求和关注热点。传播形式应符合不同受众的特点、偏好,传播内容应与当地居民的日常生活息息相关。只有熟悉并融入社区,传播的健康科普信息才能满足需求、激发兴趣,使受众有强烈的代入感。

延伸阅读 ·+·

防疫口诀式传播案例

新冠肺炎疫情防控期间,上海市健康促进中心迎合社区防疫需要,将防疫知识简化为通俗易懂、易记易做的口诀。鉴于居民对哪些场景要戴口罩存在困惑,应运而生了口罩"四戴三不戴"法则;外防输入、内防反弹压力加剧之时,借鉴被民众亲切称为"厨房三件套"的上海地标建筑,总结出疫情防控"三件套";疫情后期为避免居民防控意识松懈,提出"五还要"的防疫提示。这些口诀契合居民关注热点、彰显地域文化特色、符合受众记忆习惯,相较于常规文案更接地气,起到较好的科普效果。

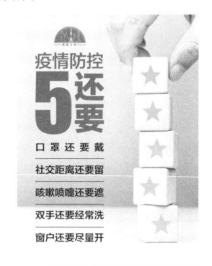

情感互动,传递温度

社区科普要注重交流,而非单方面的知识输出。借助有温度的语言表达及情感互动,巧妙地运用比喻、共情,通过将医学知识和生活常识类比或阐述亲身经历来拉近和受众的距离,获得信任和接纳,减轻受众理解医学信息的畏难心理,感受到讲述者的温度,而并非冷冰冰只为完成工作任务的专业人士,最好是身边亲朋好友般的存在,从而使受众更容易采纳健康建议,健康行为的依从性也更好。

深入浅出,易懂易记

科普信息的内容和形式应符合受众的思维规律和记忆习惯,具有较强的行为指导性和可操作性,使受众在短时间内听懂学会且印象深刻。这需要科普工作者转变学术思维,善于提炼、总结和归纳。每次科普的选题可只侧重阐述一个知识点,深入挖掘,讲通讲透,给出明确结论与建议,并在过程中反复强化,以便受众利用碎片时间掌握和记忆知识点,由点及面,积少成多。(袁 程)

第七节 校园科普启发兴趣

兴趣是指个人对研究某种事物或从事某项活动积极的心理倾向性,是在社会生活实践中产生和发展起来的,它反映了人的需要。一个人只有对某种客观事物产生了需要,才有可能对这种事物发生兴趣。知名儿童心理学家皮亚杰指出:"兴趣,实际上就是需要的延伸,它表现出对象与需要之间的关系,因为我们之所以对于一个对象发生兴趣,是由于它能满足我们的需要。"而实际上,需要不一定都表现为兴趣。例如,人有睡眠需要,但并不代表对睡眠有兴趣。

一般来说,兴趣是人们认识和从事活动的强大动力。凡是符合人的需要和兴趣的活动,就容易提高人的积极性,使人轻松愉快地从事某种活动。根据兴趣的内容,可以把兴趣分为物质兴趣和精神兴趣。物质兴趣主要是指人们对舒适的物质生活(如衣、食、住、行等)的兴趣和追求;精神兴趣主要是指人们对精神生活(如学习、研究、文学艺术、知识等)的兴趣和追求。

认识学龄期儿童特点

学龄时期,人的接受能力比较强,是形成各种行为模式的关键时期,是健康教育干预的最佳时期,其中枢神经系统的可塑性强,容易形成稳固的健康意识和健康行为习惯,而且这个阶段的健康行为和理念可以延续到成年期,并对成年期的健康行为具有重要影响。此阶段,人生观和世界观尚未完全形成,无论物质兴趣还是精神兴趣都需要师长进行积极引导,以防止在物质兴趣方面的畸形发展、在精神兴趣方面的消极发展和追求。

随着"健康上海2030"规划纲要的出台,学校的健康教育与健康促进工作受到越来越多的重视,各级学校利用各种形式开展形式多样的活动,启发孩子对健康科普的兴趣,让孩子们亲手感受,让课堂充满欢声笑语,让学生们深刻理解科普的内涵。以"酱紫的蛙"学校健康教育项目为例,这是一个以"多维度科普手法"为学生传授健康知识项目,通过"听一个故事、学一个礼仪、做一个游戏、画一张图片、唱一首儿歌"五个环节构建课程,包含二十四节气、餐桌传统、保健运动、食物营养四方面内容,突出传统文化和营养知识的结合。课程

延伸阅读

"疯狂病原城"——以学校传染病防控知识为核心的学校健康教育课程

针对学生的审美特点,该课程创新地将各类学校高发传染病的病原体设计成各种卡通造型的"反派角色",并为它们打造了一个"病原城"。在这个病毒的世界里,各种病毒有独特的性格、特点、爱好,还有感染人类的"独门绝技",每一次传染都是一场战争,而学生们就在防御病毒入侵的过程中,学会针对不同病种的适宜防护措施,从而提高对传染病的防护能力。该课程中,将病毒"二次元化""IP化",和赋予特有技能的"游戏化",都迎合了不同学生年龄段的审美爱好,用符合他们认知习惯的方式传递健康知识,一经推出在校园内引起很大的反响,受到多所学校学生的热烈欢迎。

中,通过听民间故事了解一个节气;学礼仪了解和节气相关的餐桌文化;从一个游戏中引出节气相关的运动保健和当季食材;画一张食材相关的图画;最后用儿歌记住节气和食材的相关知识。通过寓教于乐的"组合拳",不仅大大提高学生的上课参与度和积极性,而且也借助活跃的互动更好地传递并记住了科普知识,最大化地抓住学生的兴趣所在。同时,把45分钟的课程分成若干小单元的形式,也规避了课程太长,学生注意力不集中的现象,提高了授课质量。

通过科普启发学生的兴趣

首先,可以根据学生的年龄特征,提高兴趣。不同年龄阶段的学生在兴趣的形成和表现上有很大的差异。小学生的兴趣还不稳定,比较笼统、模糊,易对学习的形式感兴趣并从中获得满足,任何新颖的、形象的、具体的事物都会引起他们极大的兴趣。因此,对小学生开展医学科普时,应更注意方式的灵活多样、内容的生动活泼以及教具的新颖具体。例如,选取一些小朋友喜欢的卡通形象开展科普,通过和小朋友做互动游戏加深印象等。中学生的兴趣开始明显分化并趋向稳定,兴趣的范围也不断扩大,表现为对课外阅读和课外活动的兴趣增强,对复杂的疑难问题和较高的智力活动很感兴趣,并开始注重相关内容自学。针对中学生开展医学科普教育时,应注意从挖掘内容深度,创设一定的问题情境,使学生们处于积极开动脑筋的智力活跃状态,培养其对医学、健康内容的兴趣,指导学生涉猎更广泛的知识,从而培养学生的健康意识、能力和行为。

上海市某区卫健委进行的健康科普试点——"中医药材博物馆"项目,以学生认领和栽种中药的方式,激发学生对中医技术和文化的兴趣,提高中医保健知识和素养。该课程时间较长,学生先认领自己喜欢的中药种子,悉心培育并记录其生长的过程,同时也自行查阅该中药的相关信息,包括它的药理成分、生长环境、民间故事、在现代医学中的运用等,在老师和医生的指导下形成一套属于自己的"中药小课件",随后再将它分享给其他同学。这套集合培育日记和科普知识的个性化小课程不仅能激发学生的综合学习能力,培养主动学习的能力,同时彼此间还能形成同伴教育和良性竞争的氛围,最终形成的"小博物馆"作为素材能给更多学生参观和学习,引起更大范围的关注和兴趣,提高全校学生对传统中医药文化的传承力度。

其次,根据学生的健康知识基础,启发兴趣。学生对于健康知识的了解程度差异较大,杨绛说,"'好的教育'首先是启发人的学习兴趣,学习的自觉性,培养人的上进心,引导人们好学,和不断完善自己"。无论哪一种爱好,如果它不能触动学生的思想和打动他的心,那就不会带来益处。因此,医学科普应努力激发学生自己去发现医学、健康方面兴趣,让他们在医学、健康等内容发现过程中体验到自己的成就,感觉到自己的智慧力量,体验到创造的欢乐。

上海市某区"医教结合"项目——"健康戏剧教育",是对于"戏剧教育"教学法在健康教育领域的首次尝试。"戏剧教育"来自西方,运用戏剧的元素设计各种体验渗透到教育中,通过角色扮演、虚拟情境等戏剧方式,提高学生对知识的兴趣、参与度和独立思考能力。该方法在语文、英语、德育等课程已经广泛运用,而在健康教育领域也有很好的效果。以"杜绝二手烟"课程为例,将家庭中对烟草的矛盾通过戏剧表达出来,学生要站在"吸烟的父亲""消极抵抗的母亲"和"据理力争的孩子"不同立场上诠释好角色,台词和相关知识也自行组织。随后,多组学生以同样的话题开展演出,其他学生作为评委予以打分和点评,最后再梳理相关健康知识和理念。该课程以戏剧扮演为抓手,提高学生的参与和兴趣度,在提高舞台经验的同时也提升健康素养,一举多得。(卞宏毅、戴恒玮)

第八节　企业楼宇的科普特色

楼宇职业人群指工作场所集中在楼宇内、以静态作业为主的一类人。近年来,随着楼宇经济的飞速发展,上海市现代化商务楼宇数量与日俱增,呈现出楼宇内人口密度高、人群流动性高和空气环境密闭性高的"三高"特征。楼宇经济的主体多为现代服务业,以脑力劳动为主,其职业人群往往文化程度较高,高强度的坐姿工作、体力活动缺乏及激烈的竞争压力等因素对他们的健康造成诸多不良的影响,可能为未来健康留下隐患。关注楼宇职业人群的健康需求,及时普及健康知识,指导其消除心理、社会和环境中不利于健康的因素,改变其不良习惯和不健康生活方式,促进其健康行为的形成,对企业的可持续性发展和从业人员的身心健康都有着重要的意义。

针对楼宇职业人群的特点,应与时俱进,因地制宜,结合其健康需求开展多元化的健康科普工作。

着眼需求

楼宇企业职工是健康科普的主要受众,在策划组织健康科普内容或活动前,应充分了解目标群体的健康需求以及希望获取知识的形式和渠道,结合职工关心的健康话题进行策划和组织,有针对性地选择传播内容、媒介和传播方式,不管是选题内容还是呈现方式都要贴近生活,通俗易懂。此外,为了带动楼宇职业人群改变不健康的生活方式,除了普及健康知识外,也要注重适宜技术的推广,保证健康科普的内容能够提供给受众科学、实用的医学健康知识和技能。

因地制宜

楼宇入驻企业和人员往往比较分散,可因地制宜,整合资源,发挥优势互补,将"线上＋线下""互联网与新媒体"有机结合,积极搭建健康科普平台,通

延伸阅读

一次健康文化主题活动侧记

健康文化主题活动将健康科普与人文艺术表现形式创意结合,以"内容(医学科普)-链接点-形式(艺术表现)"为主线,结合需求确定选题,精准策划,让观众从观赏舞台表演开始,层层递进,创造一种人人皆有感受、人人皆沉浸其中的场域,再配以实用、可操作性强的适宜技术,让人印象深刻。活动内容包括:(1)舒缓情绪,从"心"开始。两个环节包括越剧表演《红楼梦》——"葬花";嘉宾访谈,观众互动(心理健康)。(2)呵护健康,从"心"开始。两个环节包括古筝演奏;嘉宾访谈,观众互动(心脏防护)。活动通过经典越剧《红楼梦》——"葬花"选段的演绎,并结合作品中的人物,设想她们的个性身在现代职场,如何适应职场的激烈竞争,引导观众与心理专家互动,认识到舒缓情绪、缓解压力、保持心理健康对于现代女性的重要性。

过多渠道、多元化的传播形式为楼宇企业的职业人群送上权威、科学、实用的健康知识。一方面,可以利用楼宇大堂等公共空间,通过设置健康宣传电子屏、宣传展板、印制图文并茂的健康知识宣传资料等传统形式传播健康知识。另一方面,随着信息网络科技的普及和发展,微信、微博、短视频等新兴媒体作为信息发布、交流和传播于一体的社交平台,成为职业人群获取各种资讯和与他人交流的重要渠道,依托微信、微博、短视频等社交媒体平台开展健康科普具有时效性强、传播速度快、灵活便捷等优势,能够满足楼宇职业人群求新、求快的碎片化阅读习惯和需求。此外,还可以通过组织形式多样的健康互动活动,如定期组织健康沙龙,设立健康自我管理小组,举办健康讲座、楼宇运动会等形式,促进健康知识和健康信息的交流和分享。

注重创新

楼宇企业内的职业人群具有学历高、年纪轻、接收信息渠道多等特点,因此在注重针对性和实效性的同时,也必须在健康科普的形式上力求多元创新,不仅要科学、权威,还要有趣、生动,从内容、理念、表达、渠道等多个维度探索创新,不断拓宽健康科普的形式和内容,从而真正吸引楼宇企业中职业人群的支持和参与,达到预期的传播效果。可以尝试将健康科普与人文艺术表现形式创意结合,以文化为载体,通过融入、参与、互动等形式的立体化宣传手段,倡导健康的生活理念和行为习惯。(刘惠琳)

第六章
创新发展中的医学科普

第一节　医学科普的传承

为民众做一点有益的事是愉快的

● 这样走上科普路　我在读初中时曾偶然查出患有结核病,其时我已读过鲁迅先生的名篇《药》,心里自是十分紧张。幸而适有特效药异烟肼问世,故得很快治愈,因此立志从医以治病救人。此事对我的影响有二:一是对现代医学科技的"崇拜",二是深感患者之疾苦,这个疾苦,不仅是身体上的,亦是心理上的,因为我当时并无症状,但心理负担甚重。

1962 年,我从上海第一医学院医疗系(即今复旦大学上海医学院医学系)毕业后分配在附属中山医院内科工作。在临床工作中,我颇愿给患者多做一些解释、安慰工作,解释病情,事实上也就开始涉及了一些医学科普的工作。

20 世纪 70 年代初,我在江苏某地农村采用检测甲胎蛋白(AFP)的方法筛查肝癌,查到了一些甲胎蛋白阳性的病例,但他们不愿意接受进一步的检查和治疗。原因是他们不相信在手指上验一滴血便能查出肝癌,也不相信肝癌还能治疗,错失早期治疗的良机。这事使我深刻体会到:医学科学知识必须普及给民众,否则再高明的医疗科技也无济于事。于是,我便积极地投入医学科普的工作中去。在农村用公社的大喇叭、在工厂出黑板报,宣传关于肝癌可防、可治的科学知识,终于逐步打开肝癌早期发现、早期诊断、早期治疗的局面。

后来,随着报纸杂志科普栏目出现、增多,我便开始给这些栏目写稿、投稿。1984 年起,我应上海广播电台之邀,利用业余时间,担任了"嘉宾主持人",

在电台播讲医学科普知识,开专业人士担任业余嘉宾主持之先河,并开创了广泛影响的《名医坐堂》节目。这项工作一直持续到2003年,前后近20年,花费了我大量的时间和精力。此外,我利用业余时间,编写和主编了大量的医学科普书籍,其中不少图书获得了上海市和全国的奖项。2000年,我作为全国首席健康教育专家,所撰写的《健康的生活方式》一书,获得了国家科学技术进步奖二等奖,也开创了因科普工作获国家大奖的先例。至今,我已经撰写和主编了医学科普图书55册。我担任过中华医学会医学科普刊物《健康世界》的主编,前后七年,其时由于特殊的原因,全部稿件由我一人审阅,7年84期共审阅签发稿件约2600篇,无一件差错事故,较好地维持了这本杂志的出版发行。

我在担任中山医院院长期间,积极倡导医院的医学科普工作,包括出版医学科普刊物《健康促进》、发放健康教育处方、举办健康教育晚会、组织健康教育讲师团并带头深入社区里弄开展健康讲座,深受民众的欢迎。

作为一名临床医生,早期的医学科普大多集中于介绍疾病诊断治疗的知识,但我觉得更应该介绍疾病的预防知识。如今威胁人们健康的大多的是慢性病,如高血压、糖尿病、心脑血管病、癌症等,这些慢性病的预防更重要的是关注健康的生活行为,故我的医学科普工作重点也从介绍疾病的诊断治疗逐步转向倡导健康的生活行为。人口结构的老龄化,还带来了许多退行性疾病,如骨质疏松、骨关节炎、白内障、前列腺肥大等,医学科普也应该顺应这一要求,积极从事健康促进工作。对此,我努力做了一些探索,2016年曾因"从医学科普到健康促进的理论与实践"的课题获上海市科学技术进步奖一等奖,开了一个科普工作也能获一等奖的先例。

● 科普使人生更精彩　如今我已退休多年,退休后我觉得医学科普写作尚是力所能及之事,于是医学科普写作成了我退休以后的主要"工作",近年创作并出版了三本短篇小说集与一部长篇小说。我将医学科普知识植入于故事之中,形成了医学科普小说,使得医学内容不再枯燥无味,出版后颇受好评。其中,长篇小说《祺东的黄兴家医生》是一本介绍乙型肝炎、肝硬化、肝癌的预防、诊断和治疗内容的科普书,但我将这些内容植入了江苏某地农村从清末到当代社会经济发展的过程中来推演,使读者在了解我国南方农村地区社会经济发展的过程中也了解了这些医学知识。2017年,被中国科普作家协会评为年度杰出科普作品。

近年来，为了适应民众阅读习惯的变化，2018年5月自创建了名为"医学科普与文艺创作"的微信公众号，发布我原创的医学科普与游记随笔等内容，至今已发布医学科普内容达160余篇，深受读者好评。

我从事医学科普工作至今已逾半个世纪，可以说这项工作几乎是全程伴随着我的职业生涯和退休后的生活。我确实为此花费了大量的时间和精力，但是我做了一些对社会、对民众有益的事情，也得到了社会和民众的认可。1991年、1994年两次获得中宣部、科技部和中国科协授予的"全国科普工作先进工作者"的称号。有一次我乘出租车回中山医院，司机听出我的口音说："你就是在电台播音的杨医生吧，你的节目对我们老百姓来说太需要了⋯⋯"车到了，他坚持不收我的车费。这件事让我很感动：你为民众做点有益的事，民众是认可的。中学毕业时我立志从医，目的即在于服务于社会、服务于人民。做些医学科普工作，正是我的初衷和心愿，一个人能为社会、为民众做一点有益的事，是愉快的。

我在担任上海市科普作家协会理事长期间，在同志们的支持下，曾发起了大学生科普创作的培训工作，这项工作如今已经开展得风生水起。许多同学因此结缘科普，走上了或专业或业余的科普之路。国家高度重视科学普及的工作，已将科普工作与科技创新放在等同的地位，加以提倡，科普工作后继有人是十分重要的事情。医学是一个需要传承的事业，作为医学事业一部分的医学科普，也需要传承。我殷切地希望医科的同学、年轻的医技人员、一切愿意参与和投身于医学科普的同志们，努力学习、努力实践，在为社会、为民众服务的科普工作中贡献智慧和力量。

努力去做吧，科普工作将使你的人生更精彩。（杨秉辉）

健康教育专家的"控烟之路"

● **60多年控烟路** 吸烟危害健康，几乎家喻户晓，但如何能把知识转变为行动，戒烟或避免吸烟呢？胡锦华从健康教育与健康促进专业出发，不但是上海控烟工作的先行者和亲历者，为上海的控烟事业作出了重要贡献，而且其60余年的科普行动为社会树立了典范。

20世纪80年代，上海就开始了控烟工作，成立了上海市吸烟与健康协会。最初，这个协会挂靠在上海市结核病防治所，后来改为挂靠上海市健康教育所。时任上海市健康教育所所长的胡锦华,顺理成章成为上海市吸烟与健康协会的秘书长,从而开始了他的控烟生涯。

考虑到吸烟人数大,以及尼古丁成瘾、戒掉困难等情况,在胡锦华等专家的倡议下,上海首先提出劝阻二手烟,提倡公共场所不吸烟;禁止中小学生吸烟,将其列入学生行为规范,减少吸烟的"后备人军"。1987 年,世界卫生组织把每年 5 月 31 日定为世界无烟日,上海每年都利用这个时机,开展主题宣教活动,造成一种声势,让人们不忘"控烟"。1994 年,上海市人民政府出台了"关于公共场所禁止吸烟的规定",加强立法,这在全国大城市中是第一个,影响颇大。在规章草拟和出台的过程中,胡锦华等专家发挥了重要作用。

2001 年,胡锦华与左焕琛、谢丽娟等市领导赴京参加第十届世界控烟大会,这是我国第一次主办这样的国际会议,对中国的控烟工作是一个很大的推动。2004 年,胡锦华因控烟的成就,被世界卫生组织授予"控烟贡献奖"。2005 年起,胡锦华担任上海市政府参事后,仍关注控烟工作,其后就增加烟草税收、减少影视作品吸烟镜头、取消户外烟草广告等,向市政府做了建言。烟草征收健康附加税是一些发达国家的成功之举,增加的税用于发展健康事业。胡锦华在作了充分调研后,写了建议议案;影视作品吸烟镜头,非常之多,胡锦华等专家认为这对青少年成长没有好处,国际上曾经把"脏烟灰缸"颁给中国。胡锦华也由此提了建议,得到了广播影视总局的赞同,逐步减少了影视作品中吸烟的镜头。

值得一提的是,2004 年 F1 赛事(世界一级方程式锦标赛)第一次在中国上海举行,为此上海在郊区嘉定建了赛车场。这是一件广受关注的大事,也引起医学卫生界的关注,因为国外赛事大多是烟草业巨擘如万宝路等冠名、赞助的活动,如果移植到中国来,对中国青少年是一个负面的刺激,为此,全国许多专家联名写信强烈反对烟草业介入。胡锦华专门到赛车场考察,进行了多次的沟通,并为此向市政府写了建议。几经努力,终于有了好消息,上海的 F1 赛事没有出现烟草赞助商。

2010 年世界博览会在上海举行,也是加入《国际烟草控制框架公约》后的一届世博会,"无烟世博"直接关系到我国的形象。胡锦华等专家按照"无烟奥运"的提法,提出了"无烟世博"的建言。经过多方不懈努力,《上海市公共场所控制吸烟条例》于 2009 年 12 月 10 日在上海市第十三届人大常委会第十五次会议上通过,并于 2010 年 3 月 1 日起正式施行,为"无烟世博"奠定了法律基础。最终,原卫生部与世界卫生组织联合宣布上海世界博览会实现"无烟世博"目标。

此外,在卸任上海市吸烟与健康协会秘书长之际,协会名称改为更符合中国人习惯的上海市控制吸烟协会。如今,上海控烟工作又有了长足进步。2016 年,全球健康促进大会在上海举办,上海也向全世界展示了实践健康城市的典范。同时,上海市第十四届人大常委会第三十三次会议于 2016 年 11 月 11 日审议通过了《上海市公共场所控制吸烟条例》修正案,并于 2017 年 3 月 1 日起施行。与 2010 年版的控烟条例相比,此次的条例修正案全面与国际接轨,完全符合《国际控烟公约》的要求,上海的室内公共场所、室内工作场所、公共交通工具内全面禁止吸烟,被称为"史上最严禁烟令"。

● **让我们一起继续砥砺前行**　如今上海控烟事业取得很大的成绩,公开发布的《上海市公共场所控烟状况》白皮书和监测调查数据显示:上海的成人吸烟率从 2010 年的 26.85％下降至 2017 年的 20.2％;法定禁烟场所内的违规吸烟发生率由 2009 年的 37.5％下降至 2017 年的 16.3％;法定禁烟场所内的人群吸烟率由 2009 年的 2.7％下降至 2017 年的 0.9％;吸烟劝阻率由 2009 年的 13.0％上升至 2017 年的 46.6％。同时,市民对控烟条例的知晓率和支持度也稳居 90％以上,上海市质量协会用户评价中心的第三方调查显示:在与市民日常生活和工作最相关的 15 部法律法规中,控烟条例在市民中的知晓度排名第一。

室内全面禁烟不啻是一个巨大的进步,虽然从客观环境和监测数据显示上海的控烟状况在不断好转和进步,但是控烟工作仍然任重道远。

国家和上海先后发布了《健康中国 2030》《健康上海 2030》等规划,其中对控烟工作也明确了重点任务和指标,2017 年国务院机构改革,新组建成立了国家卫生和健康委员会,将原工信部牵头的烟草框架公约履约小组职责划归卫生健康部门。

控烟道路虽然艰难曲折,但前景一定是光明的,因为控烟是一项神圣的人民健康事业。新的时期,让我们一起继续砥砺前行!(杨建军)

第二节　医学科普的创新

科普、临床与科研三结合守护"生命之轴"

• "使命"插上科普翅膀　大约 40 年前,董健教授以全校第二名的优异成绩考入上海医科大学(现复旦大学上海医学院)医疗系。学医初始,受到国际断肢再植之父、中国科学院院士陈中伟教授精彩演讲的激励,立志要做一个像陈院士那样的好医生,让百姓少得病、不得病。大学毕业后,他留在中山医院骨科工作,后来又如愿成为陈中伟院士的学生攻读博士学位。在骨科分亚专科时,他选择了最为复杂的脊柱外科。脊柱支撑人体,保护里面的脊髓神经,在人体生命活动中有十分重要的作用,被称为"生命之轴",而董健教授自己立下的使命追求就是"做一个好医生",当好"生命之轴"的守护者。

脊柱疾病繁杂多样,患者群体庞大。"有的门诊患者把 20 多个问题写在纸上,想要问个清楚,但医生一个上午就要看三四十名患者,很难有时间解释充分,如果患者不理解,就容易引发医患矛盾。怎样才能让医患沟通更有效?怎样让患者更容易理解难懂的医学专业用语?如何帮助更多人了解、预防疾病,早诊早治?"于是,如何做好科普逐渐就成了董健教授不断思考的问题,科普成为与科研、临床工作同等重要的工作。从 2005 年开始,他系统设计并实施了"守护生命之轴——脊柱疾病防治的科普宣传"项目,创作系统规范、通俗易懂、简单实用的科普作品,对大众进行指导,获得了良好的社会效益。

这些工作包括编写腰突症科普系列图书。2005 年出版《专家解答腰椎间盘突出症》,后又相继推出《细说腰椎退行性疾病》《专家诊治腰椎间盘突出症(升级版)》《专家诊治骨质疏松症(升级版)》等,这些反映最新的医学发展、患者需求、研究成果、内容权威的科普图书,影响广泛。据统计,系列科普书累计印刷 20 余次,发行 10 余万册。2020 年又出版了最新的系列视听升级版《骨健康必听必看》。为了让更多人读到权威知识,他还将腰椎病防治系列丛书的电子版免费放在"董健大夫个人网站",网站访问量近 1 000 万次。团队还制作腰背肌锻炼的动画,与系列科普书电子版同步宣传。董健教授受邀在中央电视台等主流媒体上宣传普及脊柱疾病的规范治疗及科学保健知识,在新华每日电讯等报刊上发表了大量的科普文章,对大众最关心的问题进行深入浅出的解答,深入社区、街道和单位楼宇宣传科普知识。

正是因为在医学科普领域的不懈努力和突出贡献,2014年董健教授成为了首个获得科普类国家科技进步二等奖的普通医生。

● 不知疲倦地创新与追求　随着电子移动终端的普及和无线网络的广泛覆盖,科普的形式和途径正在迅速变化,大众科普需求日益增长。董健教授注重科普传播方式的创新,借助融媒体优势,线上线下并进,探索出有效的医学科普传播模式。为了让腰椎锻炼动作更直观、易学易懂,2016年他亲自参与并指导拍摄了《腰椎保健操》微视频,发布后单个网站一周的观看量超过200万次,获得第二届中国健康科普大赛"十佳科普视频作品"。

2016年董教授的腰突症防治工作被制作成纪录片《守护生命之桥》,作为优秀科教纪录片参加2017年上海科技节展映。2017年他的脊柱转移性肿瘤防治工作被拍摄成纪录片《脊柱上的"拆弹兵"》,在上海电视台纪实频道播出。2018年上海市科委组织拍摄的科普短片《腰突症的防与治》,在上海地铁和公交车的移动电视终端播出。

2018年随着新媒体短视频的流行,他敏锐抓住先机,在全国率先拍摄了系列颈椎健身操和腰椎健身操微视频,在央视、人民网、东方网等播放,浏览量近4 000万。其中,《中青年颈椎健身操》微视频被央视新闻、人民日报等权威媒体推荐,获得了很好的社会反响。

董健教授的科普工作,并不是一个人在战斗。他带领科普团队坚持深入长三角及边疆各级医院和基层社区,宣讲骨科以及脊柱的健康知识,通过进社区宣讲、下基层医疗机构培训、赴全国边疆省份普及应用,形成三级科普宣传模式。中山医院开设"中山健康促进大讲堂"健康讲座,他带领的骨科团队更是每年承揽不下16讲,形成了一个完整的"骨科科普季"。

2017年,董教授牵头与多家机构联合成立了国内首个"中国医学传播智库"。2018年,他领衔成立国内第一个医学科普研究所——复旦大学医学科普研究所。作为中华医学会科学普及分会副主任委员、中国医师协会科学普及分会常务委员,他领衔成立中国医师协会骨科科普专业委员会,通过这些组织,联合上海乃至全国的科普专家,制定标准,规范科普宣传。

董健教授在科普方面的工作成绩突出,因此获得了全国科普工作先进工作者等荣誉称号。2018 年他成为每两年一度的第 12 届上海市大众科学奖唯一获得者,是继著名科普专家杨秉辉教授之后第 2 位获此殊荣的医生。2019 年获上海科普教育创新一等奖。

成绩只代表过去,"做一个好医生,让百姓少得病、不得病"的初心是董教授砥砺前行的动力。(林 红)

女性全生命周期健康的"精准"科普

● **努力成为传播者和推广者** 随着时代进步,女性的社会地位逐渐提高,发挥着"半边天"的作用。职场的打拼竞争、家务的操持料理,后代的生养繁衍……这个特殊的群体承担着前所未有的压力和重任。经济飞速发展带来的环境污染、生活方式改变、开放程度提高使得女性疾病谱发生重大改变,让女性在实现自我价值的同时,面临着全新的生殖健康挑战。不断重视自身健康的知识女性又往往在无法辨别真伪的"营销性"科普中茫然无措。

作为一名从事妇产科医疗工作 30 余年的医生,寒来暑往,我感受过新生命诞生的喜悦,扼腕过年轻生命的逝去,也叹息过过度治疗带来的伤害。医者最大的遗憾,不仅是治不好疾病,更多的是患者没有尽早就医,错失最佳治疗时间或者采用了错误的治疗方法。如果不提高女性的医学健康素养,我们将有治不完的患者,还会有更多更多的悲剧发生。"授人以鱼不如授人以渔",这成了我从事医学科普工作的初心,希望通过我的"发声"让更多的女性学会早预防、早发现和早治疗。伴随着互联网的兴起、多媒体手段的丰富,医学科普远不止动笔、动口这么简单,我不仅应该是一名医学科普作品的生产者,更是医学科普的传播者和推广者。历经多年实践,我们逐步探索出一条围绕女性全生命周期的"健康科普链",以精准的传播模式真正做到了让女性健康科普有效"发声"。

预防为主、关口前移是转变健康管理模式的必然要求。"三级预防"是公共卫生领域经典预防疾病策略。由于女性疾病谱的特殊性,三级预防理念尤其需要贯彻到女性全生命周期健康科普中。以妇科最常见的恶性肿瘤宫颈癌为例,一级预防科普可针对过早性行为、多个性伴侣、抽烟、吸毒等高危因素和 HPV 疫苗接种展开,二级预防科普可围绕宫颈癌筛查三阶梯法进行,三级预防科普则可介绍宫颈癌的保育治疗、妊娠合并宫颈癌的治疗等方面，基于三级预防的科普理念，坚持预防为主、倡导健康文明生活方式、预防控制重大疾病为女性健康构建起三道坚固的防线。

● **精准科普的"三精"**　每一名科普对象都有其特有的需求，每一个科普知识都有其特有的讲解方式，每一个科普渠道也都有其特有的传播特点。若不遵循传播学的特点，为"科普"而"科普"，企图用一篇科普运用在各个科普渠道上，提供给所有人群，这种粗放式、混乱式投放科普的行为可能极大地"伤害"医学科普，远离医学科普的初衷。我认为，将"科普对象""科普内容""科普渠道"精准匹配，才能最大限度地提高科普的效率和效能。

精准科普，首要在于精准区分人群。因为科普的对象是人，因此科普内容需要根据人的需求做出变化，不同属性的人群存在不同的科普需求，若不加以区分，一味盲目扩大科普的范围，可能会造成低效甚至无效。女性从生命周期的角度看，分为幼年期、青春期、育龄期、围绝经期以及老年期；从健康状态的角度来看，可分为健康人群、高危人群、患病人群等。不同维度的不同状态，决定了科普需求的不同。如健康的青春期少女想要更多地了解月经的知识，HPV 阳性的中年女性可能会急切想要了解宫颈癌检测指标的科普等。以年龄和健康状态来区分女性人群，从不同人群的实际需求出发，进行科普的编撰和投放，可提升科普效率。

在传播领域，"内容为王"是永不过时的理念，但在做精内容的同时，也应充分考量精准的问题。疾病常常被分为病因、临床表现、诊断方法、治疗、鉴别诊断等内容进行描述，这种医学教学的框架虽然严谨，但若直接照搬框架和内容运用于医学科普向大众传播，则无异于"胡言汉语"。例如，已经罹患卵巢癌的患者想要了解靶向药的前沿知识，但若科普文章大段赘述卵巢癌的症状、筛查、诊断等，可能会造成有效科普内容无法真正到达患者。普通人既无掌握所有医学知识的必要，也无理解医学专业内容的能力，针对不同的人群和不同的传播渠道，精准的科普内容才能做到有的放矢。

对于媒体来说，无论是传统媒体还是新媒体，无论以文字为载体还是视频为载体，不同的传播渠道都有其自身的风格和传播规律，没有绝对的优与劣。如短视频类需要在极短时间内直击主题，微博、微信则需要用心做好文字编排，突出重点，传统的报刊则适合深入浅出的系统讲解。但是，目前的科普传播较少根据特定的媒介开展符合其特点的科普,如很多电视节目中的医学科普只是把医学书上的知识再读一遍,一些新媒体的医学科普只是报刊等纸媒上科普的"粘贴复制"等,这些企图将一套内容生搬硬套用于"全媒体"的做法,让科普无法对受众产生吸引力,同样也难以得到传播和推广。只有精准分析媒介渠道的人群特点,给予渠道合适的科普形式,并根据其特点进行恰当的编排,必要时重新解构科普内容,才能在渠道中最大限度地释放科普形式的活力。

基于疾病三级预防理念,在多年的医疗实践及科普工作经验中,我总结出女性全生命周期"健康人群"和"患病人群"的科普内容与传播途径侧重点。并按照全生命周期细分年龄段,细分健康状态,从科普主题、内容、传播渠道等方面入手,为处于不同生命周期的女性量身定制重点疾病防治精准科普是实现女性生殖健康科普"精准"模式的有效路径。

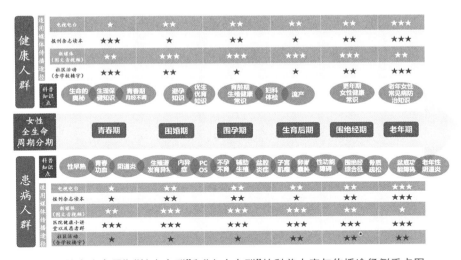

女性全生命周期"健康人群"和"患病人群"的科普内容与传播途径侧重点图

2018 年,我们团队依托上海市科委科普项目打造了《宫颈癌和它的宿敌》系列科普动画,很好地完成了科普人群、科普内容和科普渠道地精准传播。在内容叙事上,打造形象吸引和故事吸引两个抓手,塑造了医生动画版形象和拟人化的宫颈癌与 HPV 病毒形象,并建立了科普的故事剧情和重构宫颈癌防治科普体系。在渠道拓展上,通过优化渠道矩阵,推动人群多元触达,通过 5 集不同知识点的动画,精准匹配目标人群和渠道,采用递进式媒体传播路径,并在传播过程中以媒体发布会、微信分集推送、短视频分解、科普讲座、发布周边产品、专家专访等方式持续推动热度。最终，该动画 5 集视频新浪微博累计播放量超过 2 501.9 万次，微博话题阅读量超过 4.6 亿次，话题之一"哪些人易患宫颈癌"于当日冲上微博热搜第 4 位。（华克勤、王　珏）

用"生物—心理—社会"模式做护眼科普

人获取外界信息的 80％甚至更多是通过视觉来完成的，正所谓"百闻不如一见"。眼睛不仅是"心灵的窗户"，也是人们享受社会物质文明和精神文明的最重要器官。同时，视觉又是一个精密而复杂的光学成像和神经传导认知系统，它的些微变化就可对敏感的视觉产生重要的影响，任何环节出问题都可能导致视力低下、视物不清，甚至视功能障碍、残疾、失明，不仅直接影响对外界事物的感受和信息传递，而且对工作选择、生活质量、精神状况、社会交往及人际关系都有着不同程度的影响。

视觉健康已然成为民众健康的重要公共卫生问题，提倡"生物—心理—社会"模式护眼，尤其是面对现代科技带来的新媒体，渗透到了人们工作、生活、社交的方方面面，新护眼模式的重要性将不断突显出来。

首先，大众需要了解眼睛的生理结构和视觉形成的基本工作原理。其次，对常见眼病的危害、表现、诊断和治疗，以及危险因素等要有所知晓。进而，在这两点的基础上，大众要懂得如何去爱护自己的眼睛，而且要终身做好保健。唯有这样，才能保持眼睛的健康明亮！

比如说，我们都知道人是通过眼睛看到外界事物，了解世界，进一步要想办法去普及：外界物体通过光信号进入眼睛，眼睛具有屈光成像系统和神经系统等。临床上，常见的疾病有干眼（泪液膜异常）、角膜炎症或浑浊、眼内炎症（房水浑浊）、白内障（晶状体病变）、玻璃体混浊等。人出生后，随着年龄的增长，6～8 岁时视觉系统（眼球及其视觉通路，即从眼球到大脑皮层）才逐步发育到基本正常水平，到 20 岁左右发育完成。但如果成年人不注意眼睛的保护，同样会像青少年一样出现视功能的问题。因此，除了青少年（视觉发育）和老年（生理衰退）这两个视觉功能变化较快时期以外，在人生的各个年龄段都需要给以足够的关注。正如近年来广大民众日益重视的年度身体健康体检一样，没有问题的可以及时发现，已存在问题的可以了解是否发生变化。切莫等到有明显的视功能障碍时才引起重视,要做到防患于未然。

有这样一位22岁的年轻人,感到近来视物不清,首先想到的是可能看电脑、手机近距离用眼多近视了,去商店配了眼镜。但戴眼镜过了不久又看不清了,以为近视加重,再换眼镜,最后眼镜度数越换越深,视力也不能提高,才意识到要去医院检查。结果发现原来是青光眼在作祟,而此时青光眼病情已经很严重,视神经萎缩明显,视功能损害累及到中心视野。尽管通过积极治疗控制了青光眼的病情进展,但视力再也无法矫正提高。这个病例提醒我们出现视力问题千万不要想当然,一定要去医院眼科就诊,否则极易耽误疾病的早期发现和及时治疗。眼病或影响生活工作,或可致残、致盲,但只要对其认识了解,是能够做到预防和早期发现的,即便是致盲性眼病也是可治疗、可控制的,不要惧怕。

视觉功能的正常发挥离不开大脑功能,尤其是认知功能、精神状况和注意力。反之,视觉功能异常、受到损害,也同样会影响到人的精神心理状况,使人容易着急、焦虑或抑郁、发脾气,寝食不安,注意力下降,反应迟钝,影响到工作的效率和积极性、生活的质量和乐趣,甚至失去与人交往的信心,与社会隔离。护眼科普也离不开社会因素,这样才能让科普对象"入脑入心"。提倡积极乐观的生活方式,有张有弛的工作模式,科学合理用眼,不要让眼睛长期处于"亚健康"状态。避免眼睛疲劳和诱发眼病的最好方法是切勿过度近距离用眼,长时间不良环境、不良姿势阅读用眼。如有屈光不正,及时验配一副合适的眼镜很重要。如果眼睛疲劳的症状较严重,应及时到医院眼科就诊治疗。心明眼亮,身心健康,社会适应性强,这才是健康的标志。

护眼科普还要强调,对已有视功能问题的人群,"短期治疗"观念是远远不够的,务必建立终身的眼保健意识。不仅在刚出现视觉问题时重视通过各种医疗手段进行治疗,在视觉问题较为稳定后仍然需要定期随访检查等方式进行常规的眼保健。建议已有屈光不正(包括近视、远视、散光)的应每年作一次验光检查,配戴质量合格、适合自己的眼镜;没有屈光不正的也应每二年作一次眼科体检,以早期发现问题和影响视功能的各种眼病,尤其是承担着社会工作和家庭生活双重压力的中青年人群,更要注意眼睛的长期保健,避免长时间近距离用眼过度。

现实生活中不少人在生病时特别渴望健康，一旦病愈往往又将健康忘在一旁。其实，健康不是依赖医生，健康应把握在每个人自己手中。（孙兴怀）

新型冠状病毒肺炎防控的启示

2019 年 12 月，一种不明原因的病毒性肺炎闯入了公众视野。2020 年 1 月初，该病毒性肺炎病例的病原体被界定为新型冠状病毒（SRAS‑CoV2）。一场席卷全球的新型冠状病毒肺炎（COVID‑19）大流行拉开帷幕。如今，全国人民众志成城不懈努力，在新冠肺炎疫情防控上取得了突破性的胜利，步入疫情常态化阶段，而新冠仍在全球其他地方肆虐。

● 坚定推行隔离措施　牛津（Oxford）出版的《传染病防控》（*Infectious Disease Control*）一书中提到，人类历史就是一部与传染病的斗争史。每一次的传染病大流行无不影响着世界格局的变化。书中记载了起源于 11 世纪的麻风病欧洲大流行，直到 1837 年巴斯德研究所汉森发现了麻风杆菌，并确认它是导致了麻风病的病原体，才真正揭开了麻风病的面纱。科学首次带领欧洲人类理解了传染病，以及意识到科学才能控制疾病发展。

随后，1350 年的黑死病被史学家称为的中世纪中期与晚期的分水岭。随着疫情的扩散和蔓延，大量的教会神职人员因病致死，使得人民逐对教会神是万能的说教产生了进一步怀疑，由此在人类思想史上引起一场天翻地覆的深刻革命推进了文艺复兴思想的萌芽。值得一提的是，黑死病由古奥斯曼帝国一路向欧洲流行，意大利的港口率先开始隔离防控，在整个意大利半岛周围以及沿多瑙河的奥地利帝国与土耳其的边界建立了警戒线卫生设施。隔离措施首次成功的阻止了疫情在欧洲的大流行。以史为鉴，这一事件给公共卫生系统的重大的警示就是，严格的隔离措施是早期阻止疫情大流行的最重要的手段。

● 疫苗的研发与世界接轨　疫苗的成功研制，让民众从疫情流行的黑暗之中看到了曙光。事实上，人类对疫苗接种的经验可以追溯到 1796 年，英国医生爱德华·詹纳成功对牛痘患者的第一支抗血清的接种，由此打开疫苗接种的全新时代。此后百年间，卡介苗、乙肝疫苗等的成功实施均有效地遏制了疾病的发展和流行。历史经验告诉我们，有效的疫苗接种是阻止传染病大流行的有效手段，而我们也呼吁积极响应疫苗的接种策略。（卢洪洲）

新媒体时代的医学科普传播

"人人传播、万物皆媒"的新媒体时代已经来临,面对愈加碎片化的传播形态,医学科普应该解决三个问题,即谁来普、对谁普、怎么普。

首先,医学科普强调信源的权威性与科学性,因此传播主体必须以专业的医务人员为主导,具体包括具有执业资格的医师、护士、医技人员等临床一线的医疗工作者,各类具有医疗资质的正规医疗机构等。其次,医学科普的主要对象应当是不具备专业医学知识的公众群体,包含疾病患者、患者亲友、易感人群和普通公众,尤其应该对有精准健康需求的人群形成辐射。再者,医学科普应该形成内容、形式、渠道三位一体的统一。值得一提的是,除传统的医学科普途径外,今天的医学传播则应充分顺应不同媒介形态高度融合的态势,以及利用网络传播的优势,形成"互联网+科普"的新模式。

对于医学科普的内容,它应该具有三个层次。首先谈"病",即疾病的预防、保健、治疗、护理、康复等知识,也就是传统医学科普的主要内容,这个层面包含了大量的知识和需解释的问题。其次谈"看病",这是容易被忽略的第二层,包括了所有与就医有关的内容,不仅包含就医流程,还包括各种与就医有关的政策、法规、制度,以及各种就医指导。最后是谈"看待病",也就是传播医学思想,弘扬医学精神,这是医学传播的最高层次,却也是最容易被忽视的部分。医学科普应该帮助人们正确与理性地看待疾病,认识"生老病死"的自然规律,从而选择最恰当的治疗与应对方式,合理地应用医疗资源。

"达医晓护"医学传播智库的创立,强调以学术为纽带,以科技成果为导向,将科普融入临床、教学与管理,形成"选题—实施—评价与反馈"的科普学术闭环。"达医晓护"的寓意"通达医学常识,知晓家庭护理",经过近5年的耕耘和建设,来自全国20余个省市自治区(包括新疆和西藏)的300多位医学和传播学专家,形成了一支集科普作品原创、自媒体运营、实体项目落地、科普人才培养、科普学术研究为一体的科技志愿者队伍。

截至2020年底,已拥有104个线上子刊、20个推广平台和17个落地项目,采取主编负责制与轮值制,迄今原创医学科普文章、书籍、漫画、诗歌、小品、音视频、微电影、纪录片等作品已超过2 000部,网络阅读量超过5亿。不仅建立了"大医小护"公众号,还建设了"达医晓护"网站,并先后在人民网、中国网、中国科协"科普中国"网等 20 个媒体平台公益推广健康知识。"达医晓护"已衍生出 50 余项研究课题,含国家社科重大项目一项,发表中英文论文十余篇,获得上海市科技成果 3 项和科技进步奖 8 项,包括国家科技进步奖二等奖、上海市科技进步奖一等奖。"达医晓护"致力于推动科普实践的理论提升,提出了新的"医学传播学"学科构想,并出版《医学传播学》中英文专著,获批了国家出版基金。在上海交通大学医学院开设了"医学传播学"选修课,在上海交通大学医学院附属同仁医院挂牌成立了"医学传播学教学示范点",召开了全国范围的"医学传播学教学研讨会"。

"达医晓护"已经成为中国科协"科普中国"品牌、国家卫生健康委员会"健康中国"品牌、上海市"十三五"公民素质建设示范项目、人民网战略合作伙伴,以及上海市科学技术协会"科学传播特聘团队"。"达医晓护"创新了"学术—专业—公益"模式,致力于推动健康资讯市场良性发展,共同发起由中国科普作家协会医学科普创作专业委员会、中华医学会科学普及分会、中国医师协会医学科普分会、人民网、中国网、《健康时报》社等联合成立的"中国医学传播智库",探索为中国医学传播事业的良性发展制定相关规则。2018 年,"达医晓护"在国家卫生健康委员会"医院健康促进和健康教育工作典型经验介绍"新闻发布会上介绍了相关实践与经验。(王　韬)

第三节　医学科普的发展

健康中国行动、健康上海行动中的医学科普

随着经济社会快速发展和物质生活水平提高,人们获取健康知识的需求日益增加,迫切要求通过开展健康科普工作,将健康领域的科学知识、科学方法、科学精神向公众普及传播,不断提升健康教育信息服务的供给力度,更好满足群众健康需求。2019 年 6 月 25 日,国务院印发《关于实施健康中国行动的意见》,国家层面成立健康中国行动推进委员会,并公布《健康中国行动(2019—2030 年)》,加快推动从以治病为中心转变为以人民健康为中心,广泛深入开展健康科普活动,掀起健康中国建设热潮。

《健康中国行动》是治本之策，是解决医疗难题的重要策略。只有让人民群众每天以健康方式生活，改变不良生活习惯，才能从根本上提升国民身体素质，"看病难、看病贵"问题自然得到相应解决。这需要政府大力支持和引导，也需要广大医疗机构和医务人员不懈努力，通过完善机制和鼓励措施，逐步实现健康中国。因此，《关于实施健康中国行动的意见》指出，把提升健康素养作为增进全民健康的前提，要增进全民健康，前提是要提高健康素养，要让健康知识行为和技能成为全民普遍具备的素质和能力，并且将"健康知识普及行动"作为 15 项行动中的第一项，明确提出建立并完善国家级、省级两级健康科普专家库和国家级健康科普资源库，构建健康科普知识发布和传播机制（简称"两库一机制"），足见健康科普的重要性。

2019 年年末暴发的新冠肺炎疫情期间，健康科普在传播科学、解疑释惑、安定人心、稳定情绪等方面发挥了重要作用。上海在此次新冠肺炎疫情防控中的从容应对，不仅得益于强大的医疗救治体系和联防联控、群防群控的管理机制，更离不开全市市民长期以来形成的高水平科学素质和健康素养，上海市民表现出的理性态度和自律行为，为上海疫情防控工作发挥了积极效应。同时，随着全球化进程不断加快，上海作为国际化大都市，面临着新发、突发和不明原因传染病疫情输入的巨大压力。作为公共卫生领域的重要学科，健康教育与促进是公共卫生应急管理体系中不可或缺的一环。

2020 年 4 月 8 日，上海市委、市政府出台了《关于完善重大疫情防控体制机制健全公共卫生应急管理体系的若干意见》（以下简称"《若干意见》"）。《若干意见》强调，要完善群防群控机制，把健康教育和文明生活方式教育纳入国民教育和精神文明建设体系，推动全民公共卫生科普运动；建立健全突发公共卫生事件健康科普体系，加强专业机构、科普队伍和工作机制建设；到 2025 年，重大疫情和突发公共卫生事件的应对能力达到国际一流水准，成为全球公共卫生最安全城市之一。因此，加快以公众健康素养提升和健康行为养成为目标的群防群控机制及体系建设，对于强化突发公共卫生事件应对能力有着十分重要的作用。

上海市健康促进委员会、市卫生健康委员会同市委宣传部、市科委、市教委等近 20 个部门，将进一步加强跨部门合作，推进多部门联动，使健康科普成为健康上海行动的"第一行动"，推出六条举措。

一是完善全社会参与的健康科普工作机制。统筹医疗机构、公共卫生机构、医学院校、社会团体和新闻媒体等各类资源，打造全市统一的健康科普平台；建立医疗卫生机构和医务人员开展健康科普的激励机制，研究制定相关文件，把健康科普纳入医疗卫生机构绩效考核和相关医务人员职称评定；建立健全健康科普"两库、一机制"，建设市级健康科普专家库、资源库，形成全媒体健康科普知识发布与传播机制；推进各级医疗卫生机构运用"两微一端"等新媒体开展健康科普；培育一批辐射长三角、具有全国影响力的健康科普品牌。

二是开展全民健康科普教育。在学校、社区、企事业单位等全面深入开展健康科普教育，传播健康理念和知识，培养健康技能；针对妇女、儿童、老年人、流动人口、高危人群、残疾人等重点人群，开展精准化健康科普传播；培养市民文明卫生习惯，加快推广使用公筷公勺；开发推广适宜技术和支持工具，继续向全市 800 多万户常住居民家庭发放健康知识读本和工具，努力使市民健康素养继续居全国领先水平。

三是倡导健康科普文化。把健康文化建设融入城市文化建设体系，将生命教育纳入幼儿园和中小学教育课程；广泛传播医学和健康知识，普及敬畏生命、关爱健康、尊重医学规律的理念；弘扬中华优秀传统文化，增进全社会对医学、医务人员的理解和尊重。

四是健全应急健康科普体系。建立健全突发公共卫生事件的应急健康科普体系和工作平台，加强专业机构、科普队伍和工作机制建设，完善健康资讯传播网络，在中小学普及开展公共卫生安全教育。

五是推进健康科普学术团体建设。推动健康科普工作体系化、制度化、规范化、专业化发展；开展学术研究，转化理论成果，不断提升健康科普的社会影响力和学术推广力，更好发挥健康科普在健康上海行动中的基础和先导作用。

六是把健康科普全面融入居民健康自我管理。倡导"每个人是自己健康第一责任人"的理念，建立覆盖全市 6 000 余个村居的健康科普网络；将健康科普融入全市 3.43 万个居民健康自管小组、60.6 万个小组成员的活动中，持续提升居民健康素养与自我管理能力。

整合资源、创新渠道、拓展平台，构建明确、统一、科学、权威的共享机制。通过建立完善"两库一机制"，建设基于全媒体、运行高效、覆盖面广的健康科普传播网络,及时发布内容准确、科学权威的健康信息,进一步完善全社会参与的健康科普工作机制,跨部门合作,开展全民健康科普教育。同时,进一步发挥医疗卫生机构和医务人员健康科普的主力军作用,携手各大媒体与社会各界,完善群防群控机制,建立健全突发公共卫生事件健康科普体系,加强专业机构、科普队伍和工作机制建设,从而在全社会树立健康理念,养成健康生活方式,提升公众健康素养水平,人人参与、人人行动、人人受益,为《健康中国行动》打造最大社会公约数。(宋琼芳)

新时代医学科普的多元化、精准化发展

2021年1月26日,中国科学技术协会发布第十一次中国公民科学素质抽样调查结果,2020年我国公民具备科学素质的比例达到10.56%,其中,上海公民科学素质的比例为24.3%,继续位列全国省区市第一。同年3月1日,上海市居民健康素养监测情况新闻发布会宣布:2020年上海市居民健康素养水平达到35.57%,是2008年第一次开展监测时居民健康素养水平的5.1倍,居全国领先水平,创历史新高并且实现了13年"连升"。

这两项最新数据,将医学科普管理、居民健康素养水平和公民科学素质三者紧密联系在一起,公民科学素质是一个比较广泛的概念,居民健康素养水平就是体现其成效的重要指标之一。居民健康素养水平和公民科学素质之间相辅相成、互相支撑,医学科普管理更侧重顶层设计和路径规划,可同时助推居民健康素养水平和公民科学素质稳步提升,并促进二者之间的良性循环。调查显示,上海市公民最感兴趣的科技发展信息是"卫生与健康",比例高达95.2%,充分彰显了医学科普管理的重要性。

对于一个进入新时代的人来说,公民科学素质的提升不仅能提高个人的生活品质,也能使我们对待问题更加客观理性,应用科学方法解决生活和工作中的各种问题。而新时代医学科普的精准化、多元化发展,更是让疾病防治的阵线前移,让"治未病"更为普遍,也让医生收获颇丰。

一是移动终端的迅猛发展,为医学科普的精准化发展奠定了基础。2018年中国网民科普搜索指数为91.64亿,较2017年增长19.17%。从搜索终端来看,移动端科普搜索指数同比增长22.15%,达70.61亿;PC端科普搜索指数同比增长10.14%,达21.03亿。移动端科普搜索指数是PC端的3.36倍。

新时代的移动终端具备了信息碎片化、渠道多元化、表达个性化的特点，每日来自线上渠道的医疗健康科普问题相关搜索量按千万来计算，海量的搜索也吸引了互联网领军者的加入，医学科普叠加互联网优势，将有助于筛选出权威、优质的医学科普内容，并进行精准推送，同时也将用户的需求习惯反馈给专家，从而构建科学互信的医疗信息多向循环。

二是健康中国的战略指引，推动医学科普团队逐步壮大。如果用户无法触及真实有效的医学科普知识，就非常容易对医生的问诊、治疗过程产生影响。医生本身时间有限，难以面面俱到地解答患者疑问。本应用来讨论患者病情及治疗方案的时间，被浪费在沟通基础问题上面。80%～90%的患者询问的都是简单而重复的问题。医生有着强烈的诉求，希望能够用普通人都能理解的方式在更大范围内传播正确的医学科普知识、理念。

政策指导、用户需求、医生诉求，都对医学科普提出了新的要求。在"健康中国"的战略指引下，越来越多的医学从业者意识到以预防为主、提高公民健康素养是提升公民健康水平最直接、最有效、最经济的举措，纷纷把"以治病为中心"转变为"以人民健康为中心"，并逐步壮大医学科普的专业团队。

三是人民群众的迫切需求，不断促进医学科普的多元化发展。互联网科技的发展赋予了医学科普更多元化的形态和体验，专业的医生科普内容已经取代以往"小编洗稿式创作"，社交化、场景化的互动已经成为当下医学科普的趋势，医学科普也不再是单点式毫无关联的信息，而是呈现出了更具专业化、结构化和生态化的特征。

当科普不再是一篇文章、一场讲座，而是与相声、小品、音乐剧、漫画产生碰撞和融合时，医学科普成为艺术的新载体，也让枯燥、晦涩的医学常识变得简单、有趣，令人印象深刻。在医学科普内容呈现上，腾讯医典办起了青年医生短视频大赛，抖音则推出健康相关活动，大到互联网平台，小到自媒体公众号，都在由静止图文朝动态视频流转变，越来越多的团队和个人通过图文、短视频、直播、游戏等多种形式输出专业知识内容，以大众喜闻乐见的方式开展医学科普，让健康科普更好地渗透进大众日常生活，提升全民健康素养。

在新冠肺炎疫情期间，广大医疗卫生人员写文章、拍视频、做节目，通过报纸、广播、电视等传统媒体，以及网站、微信、短视频等新媒体平台，帮助公众了解疾病、预防的相关知识,提高各类人群的防护意识,消除恐慌情绪。依靠传统媒体和新媒体强大的链接、传播能力,医学科普在疫情信息的发布效率、谣言治理能力方面都有所展现,甚至还能帮助用户获取更便捷的医学服务和医疗工具,节约线下资源,使其更有效、更充分地得到利用。(龙 琳)